儿童健康心理行为社区健康促进手册

儿童生活技能 ABC ——情绪调节

主 编 宋 逸 赵 骞

北京大学医学出版社

ERTONG SHENGHUO JINENG ABC —— QINGXU TIAOJIE

图书在版编目（CIP）数据

儿童生活技能 ABC. 情绪调节 / 宋逸，赵骞主编. —北京：北京大学医学出版社，2010.3
ISBN 978-7-81116-889-1

Ⅰ. ①儿… Ⅱ. ①宋…②赵… Ⅲ. ①儿童—情绪—自我控制 Ⅳ. ① G61

中国版本图书馆 CIP 数据核字（2010）第 018857 号

儿童生活技能ABC——情绪调节

主　　编：宋逸　赵骞
出版发行：北京大学医学出版社（电话：010-82802230）
地　　址：（100191）北京市海淀区学院路38号　北京大学医学部院内
网　　址：http://www.pumpress.com.cn
E-mail：booksale@bjmu.edu.cn
印　　刷：北京画中画印刷有限公司
经　　销：新华书店
责任编辑：蔡涓　　责任校对：金彤文　　责任印制：张京生
开　　本：850mm×1168mm　1/32　印张：2.5　字数：55千字
版　　次：2010年2月第1版　2012年9月第2次印刷
书　　号：ISBN 978-7-81116-889-1
定　　价：25.50 元

版权所有，违者必究
（凡属质量问题请与本社发行部联系退换）

编委会主任： 吕一萍

编委会成员： （按姓氏拼音排序）

陈博文	首都儿科研究所
吕一萍	北京市卫生局
马　军	北京大学儿童青少年卫生研究所
潘勇平	北京市东城区中小学卫生保健所
宋　玫	北京市卫生局
滕树龙	北京市科学技术委员会
王旭彤	北京市科学技术委员会
肖　健	北京市科学技术委员会
赵　骞	首都儿科研究所

编写人员： （按姓氏拼音排序）

白　洁	北京市东城区东交民巷小学
常　虹	北京市东城区东交民巷小学
高爱钰	北京市东城区中小学卫生保健所
李　新	北京市东城区丁香胡同小学
李百惠	北京大学儿童青少年卫生研究所
刘京慧	北京市东城区丁香胡同小学
刘　佳	北京大学医学部
宋　逸	北京大学儿童青少年卫生研究所
石晓燕	北京市东城区中小学卫生保健所
肖　峰	首都儿科研究所
闫际乔	北京市一二五中学
岳欣欣	北京市一二五中学
张　晶	北京市东直门中学

序

我第一次听到"生活技能"这个词的时候，它还是个英文——life skill，直译过来就是"生活技能"四个字。很多人听到这个词的第一反应都是，噢，这是教我们怎么做饭的。也有人问我们，这是不是就是野外生存指导什么的？告诉大家怎么找水源，哪里有浆果，什么样的蘑菇不能吃，遇到野兽怎么办，我都会笑着回答，也是也不是。说"不是"是因为我们所说的"生活技能"指的人的心理社会能力；说"是"是因为我们所说的"生活技能"是一种积极行为的能力，是有效地处理日常生活中的各种需要和挑战的能力。

日常生活中有各种需要我们是知道的，但是有什么挑战啊？还值得我们花时间来学习"生活技能"？尤其是现在值得我们学习的东西那么多，值得我们去体验的东西那么多，有挑战，有太多挑战。和朋友吵架了，该不该先伸出手说"我们和好吧"是挑战；校际篮球联赛的最后1分钟，我们还落后1分，现在的控球权在我手里，前方有防守，是直接投篮还是传给别人，是一种挑战；明天有一场重要的考试，我想好好休息，可却怎么也睡不着，也是挑战；学校和家里不让去网吧，可我老想上网玩游戏，我的成绩下降了，我很矛盾，怎么解决这个问题，更是一种挑战。挑战有很多种，怎么来应对它，用什么样的方法可以保持良好的心理状态，来完成挑战，就是"生活技能"所希望能够解决的。

生活技能具体包括五对十种能力，具体如下：

- 自我认识能力－同理能力
- 有效交流能力－人际关系能力
- 调节情绪能力－缓解压力能力
- 创造性思维能力－批判性思维能力
- 决策能力－解决问题能力

我们在每一本书中都会详细解释每一对能力，在书里有一些小案例以及解决的方法，它们不一定是最好的，它们只是提醒我们：所有的事情都可以有不同的处理方法和解决方法，不同的解决方法造成了不同的结果，这个结果可能是好的，也可能不那么好，但是在学习了"生活技能"之后，我们可以转换我们的思维方式，去思考和发现事物表象之后的本质是什么，让我们更好地去了解，什么是让我们发怒的真正原因？什么是我们压力的来源？我是个什么样的人？我会安慰别人吗？遇到问题，我应该怎么办？怎样成为受人欢迎的人？……处理这些问题的核心只有一个：那就是用积极的行为，保持良好的心理状态。在书中有小朋友们亲手画的图画，每个儿童都有双巧手，每个儿童都是天才。每天我们都会碰到各种各样的问题，有简单的、有复杂的，我们希望大家能用"生活技能"这个工具把自己的生活调整得更加精彩。

由衷感谢为本书编写提供大力支持的北京市东城区中小学卫生保健所、北京市丁香小学、北京市东交民巷小学、北京市东直门中学和北京市125中学的老师和同学们。

宋逸

2010年1月

目 录

调节情绪能力 1

什么是情绪？ 3
    情绪是由客观事物引起的 4
    情绪的产生和产生什么样的情绪总是与个人需要
    相联系的 6

情绪的作用 9
    情绪能够影响我们的健康 9
    名词解释：积极情绪和消极情绪 10
    情绪不仅影响我们的健康，还会影响我们的
    人际关系 11
    情绪有时还会影响我们的命运 13

知识链接：调节情绪能力 15

情绪控制的理性调节法（Rational-Emotive Theory）.. 16
    什么是非理性信念系统的特征呢？ 16
    小测试：你有不合理的信念吗？ 21
    什么是 ABC 理论？ 22

小活动："想法"决定情绪 25

心理练习：发掘自己的优势 31

调节情绪小窍门 34
    1．了解哪些情况会让你有消极情绪？ 34
    2．你的消极情绪会让你做出什么样的行为？ 35

3．在不良情绪爆发之前做个深呼吸！ 36
　　4．用不冒犯他人的方式表达你的愤怒！ 37
　　5．控制情绪后对自己做个奖励！ 37
　未来的"我"写给自己的一封信 39
　总结：做快乐的自己 41

缓解压力能力 43
　压力是什么？ 46
　　1．压力是那些让人感到紧张的事件或环境刺激 46
　　2．压力是人体对外部刺激产生的一种生理和
　　　 心理的反应 47
　　3．压力是个体与环境间不匹配而产生紧张的一个
　　　 主观能动的过程 48
　压力的来源 49
　小游戏：压力的爆发 50
　压力都是不好的吗？ 53
　知识链接：缓解压力能力 54
　缓解压力很重要 54
　　生气不是释放压力的好方式 56
　　过度压力会让人加速衰老 56
　减压的七大法宝 57
　　1．宣泄法 57
　　2．放声大笑 58
　　3．倾听音乐 58

4．多想点美好的事情 59
5．走路散步 60
6．放慢呼吸 61
7．轻松起床 61
案例分析： 62
1．狮子和羚羊的故事 63
2．道谦的故事 63
总结：十招缓解考试压力 65

结　语 68

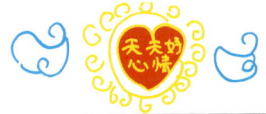

调节情绪能力

一天晚上,妈妈让贪玩的孩子睡觉,孩子不高兴地说:"如果这个世界只有白天没有夜晚该多好?我就能一直玩耍下去。"

妈妈微笑了。

他眨眨眼睛,接着说:"如果这个世界只有温暖没有严寒,只有鲜花没有落叶,只有成功没有失败该多好?"

妈妈想了想,回答道:"你真的觉得好吗?那你就再也看不到繁星满天,看不到雪花遍野,香山再没有红叶,而且……"妈妈停下了。

"而且怎么样?"孩子急急问道。

"而且,没有失败的对比,你又怎么知道成功的可贵呢?"妈妈说,"这个世界本来就是千姿百态的,只有一种树的树林一定不是森林,只有一种鱼的水塘一定不是海洋……"

"可是,妈妈,"孩子打断了妈妈的话:"可是你让我睡觉的话,我一点也不高兴!"

"是的，你不太高兴，"妈妈微笑，"在这个世界上，存在着两种完全相反的人，一种人生活在冬天，他们却很乐观，因为他们认为冬天已经来了，春天还会远吗？另一种人生活在春天，可他们却很悲观，因为他们总是认为花无百日红，春天总是要过去的，冬天迟早要来。你要当哪一种人呢？"

孩子想了想，说，"黑夜来了，黎明也不会太远，我睡完觉，明天又能去玩耍了。"孩子高兴地去睡了。

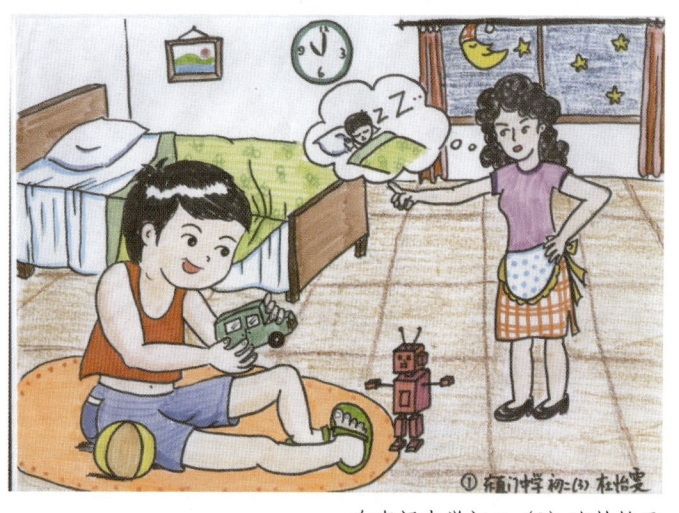

东直门中学初二（3）班杜怡雯

在这个故事里，孩子的"不高兴"是一种情绪，"高兴"也是一种情绪。你了解自己的情绪吗？你知道什么是情绪吗？

什么是情绪？

我们对于情绪其实一点也不陌生，每时每刻，我们都生活在某种情绪之中；不论何时何地，心情都会伴随我们一生。有人说，每个人眼中的世界都不相同，那是因为每个人看世界的角度和心情不同，世界看起来就不一样了。简单地说，情绪就是心情，是我们的"喜"、"怒"、"哀"、"乐"。或者说，它是我们情感的外在表达，我们喜欢某些事物，表现出来的情绪就是高兴、快乐；我们讨厌某些事物，表现出来的情绪可能就是愤怒、厌烦。总的来说，情绪和情感是客观事物是不是符合我们的需要与愿望、是不是符合我们的观点而让我们产生的心灵体验，简单地说，**情绪就是我们对事物的好恶倾向**。

下面我们做一个活动，请你根据所给的情景描述一下你的感受。

1. 妈妈今天给我买了一双非常漂亮的鞋，我感到特别高兴。
2. 今天早上我迟到了，正好被班主任看见，我感到 _____
3. 期中考试我考了第三名，我感到 _____
4. 我们班的生活委员被高年级的同学欺负了，我感到 _____
5. 我最喜欢的那支笔不小心丢了，我感到 _____
6. 我去看了一场演唱会，我感到 _____

你都写了些什么？是高兴、着急、气愤、懊恼，还是生气、失望、愉快、郁闷……你一定发现自己对上面说的这些事物有不同的感受吧？这些不同的感受都是情绪！那么，情绪到底是怎么产生的呢？

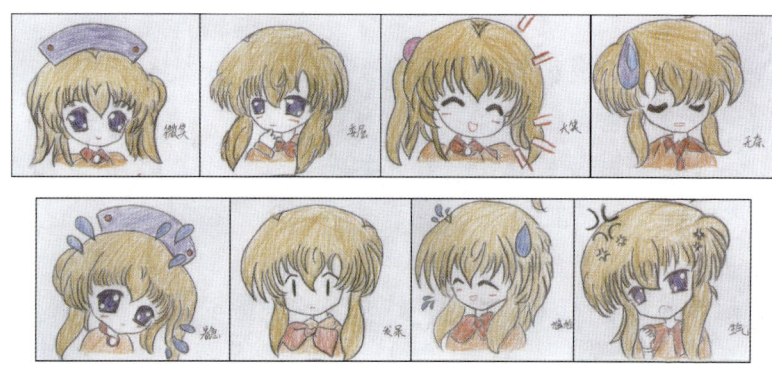

125中学初一（1）班张敏

情绪是由客观事物引起的

我国著名的唐代诗人李白，他的诗浪漫优美，有很多都涉及不同情绪的表达，"仰天大笑出门去，我辈岂是蓬蒿人[①]"反映的是他接到唐玄宗召他入京的诏书后欢庆得意

[①] 出自《南陵别儿童入京》。蓬蒿人：草野间人，指未仕，没有当官的人。这里也指胸无大志的庸人。蓬和蒿都是野生杂草。"我辈岂是蓬蒿人"的意思就是我岂是平凡之人。全诗为："白酒新熟山中归，黄鸡啄黍秋正肥。呼童烹鸡酌白酒，儿女嬉笑牵人衣。高歌取醉欲自慰，起舞落日争光辉。游说万乘苦不早，著鞭跨马涉远道。会稽愚妇轻买臣，余亦辞家西入秦。仰天大笑出门去，我辈岂是蓬蒿人。"

的情绪;"花间一壶酒,独酌无相亲。举杯邀明月,对影成三人②。"反映的是他从孤独郁闷到自我排解后洒脱忘忧之间情绪的转换;"平生不下泪,于此泣无穷③"反映的是他因"安史之乱"被定"附逆"之罪在流放途中的伤心之

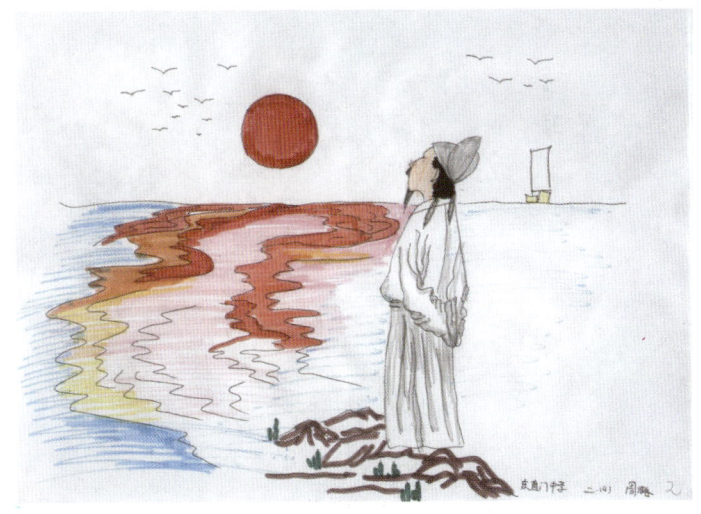

东直门中学初二(4)班周璐

---

②出自《月下独酌》。独酌:酌,饮酒。指独自饮酒。三人:指月亮、作者以及作者的影子。全诗为:"花间一壶酒,独酌无相亲。举杯邀明月,对影成三人。月既不解饮,影徒随我身。暂伴月将影,行乐须及春。我歌月徘徊,我舞影零乱。醒时相交欢,醉后各分散。永结无情游,相期邈云汉。"

③出自《江夏别宋之悌》。下:作动词,指流下。全诗为:"楚水清若空,遥将碧海通。人分千里外,兴在一杯中。谷鸟吟晴日,江猿啸晚风。平生不下泪,于此泣无穷。"

情;"朝辞白帝彩云间,千里江陵一日还。两岸猿声啼不住,轻舟已过万重山。"[4]反映的是他在流放途中突逢大赦重获自由时欢畅喜悦的心情。从他的诗歌里我们能知道,他的高兴得意是因为得到了唐玄宗的诏书,他的伤心难过是因为获罪被流放,这么看来,人的情绪不是无缘无故地产生的,它是由一定的事物引起的。在这里,"一定的事物",也就是"客观事物",可以是物品、事件,也可以是人们的言论,比如得到了一直想要的玩具(物品),或上学迟到了、考试考得很好(事件),或者是老师的表扬/批评(言论)都能够让我们产生这样或者那样的情绪。那么是不是所有的客观事物都能使人产生情绪呢?回答是否定的。

情绪的产生和产生什么样的情绪总是与个人需要相联系的

一个刚满月的婴儿哭闹不停,喂他/她牛奶也不吃,尿布也还是干干的,他/她怎么了?当妈妈把他/她抱起来的时候,奇妙的事情发生了,这个婴儿立即不哭了,心满意足地依偎在妈妈的怀里。哦,原来他/她想要妈妈的怀抱,他/她的愿望被满足了。当一个人的需要愿望得到满足的

---

[4]出自《早发白帝城》。辞:告辞,离开。全诗为:"朝辞白帝彩云间,千里江陵一日还。两岸猿声啼不住,轻舟已过万重山。"

时候，会产生高兴、惊喜、激动等感受，这是积极、肯定的情绪；当一个人的需要愿望得不到满足时，则会产生失望、生气、悲伤等感受，这是消极、否定的情绪。如果客观事物与人的内心需要无关，脱离了人的心理活动，则情绪也就无从谈起了。比如，一个球迷，非常热爱足球，中国队入围世界杯比赛的直播他一定会去看，看完之后还会找人一同分享、一同感慨，甚至有人还会写文章发表自己的意见。但是，对于非球迷，很多人甚至都不知道有这么一回事，即使告诉了他/她，他/她对此也没有太大的情绪表现。所以，情绪的产生和产生什么样的情绪总是与个人需要相联系的，人的需要不同，产生的情绪反映不同。另外，从人们的情绪反映上，我们还可以观察到他对外界的态度。比如，同样是期中考试得了第三名，你高兴，说明你对自己的考试成绩是肯定的，愿意接受这个成绩；要是你不但不高兴，反而很郁闷，心情很不好，这说明你对自己的要求非常高，觉得自己本来能够得到比这个更好的成绩，这个成绩不符合你的心理预期。这样的心理活动都是通过情绪表现出来，所以说情绪是人心理活动的重要表现，它产生于人的内心，反映了人的需要是否得到满足。

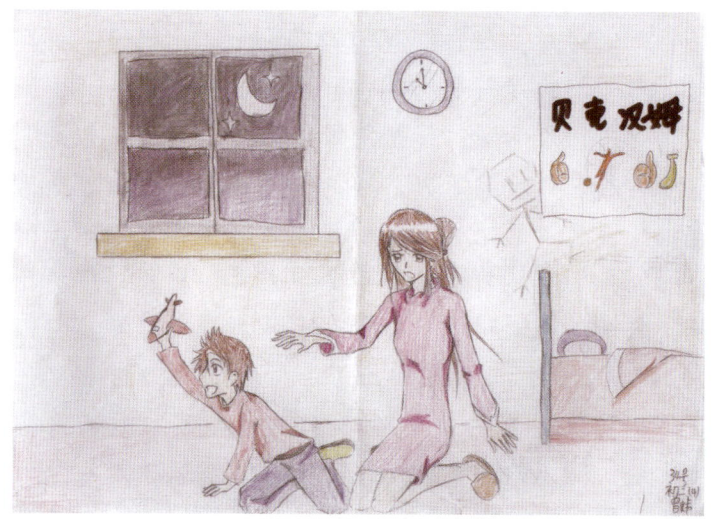

东直门中学初二（4）班曾炜

知道了"情绪"是什么，你可能会说，我们虽然天天都会与"情绪"为伴，但很多时候都感受不到它的存在，它很重要吗？它在我们的生活中扮演着什么角色呢？我的回答是，它真的很重要！有人说，一个人的情绪决定了他/她的心态，他/她的心态决定了他/她的思维方式，而他/她的心态与思维方式，决定着他/她是否能成功。千万别小看了情绪，某时某刻某地的某种情绪，可能就影响了我们的一个决定，而这个决定有可能就影响了我们的一生。下面我们来看看，"情绪"都有什么作用吧！

情绪的作用

情绪能够影响我们的健康

人有多种多样的情绪,两千五百年前的中医经典《黄帝内经》就已指出,人有七情,喜、怒、忧、思、悲、恐、惊;《礼记·礼运》说七情是:喜、怒、哀、惧、爱、恶、欲。在这些情绪的基础上,还可以组合出更复杂的情绪,比如悲喜交加、既惊且喜、又惊又怒等等。让我们看看下面的小故事,了解一下情绪对我们的健康有什么影响吧。

这是一件真实发生过的事情。

在一所医院里,住着两个患了同种疾病的病人。甲的症状比较轻微,经过一段时间的治疗已经基本痊愈;乙的病很严重,医院已经没有什么办法了,只好让他回家休养。这两个病人在同一天出院,由于医院工作人员的马虎,出院时把两份病情通知抄写颠倒了。本来已经基本痊愈的甲接到的通知是病重尚未痊愈。一接到通知,甲便紧张起来,忧虑重重,认为医生从前对她隐瞒了病情,病是无法治好了,结果出院后病情一天天加重,并有恶化的趋势,没过多久就又住进医院。而那位病情严重的乙看到出院通知上写着病情基本痊愈,心情顿时轻松,且以重获新生的态度去生活,结果病竟然真的痊愈了。

这可真是应了著名的长寿学者胡夫兰德那句话了："一切对人不利的影响中，最能使人短命夭亡的就要算是不好的情绪和恶劣的心境了，比如忧虑、颓丧、惧怕、贪求、怯懦、嫉妒和憎恨等等。"据统计，人类的疾病有50%～80%是消极情绪引起的。

名词解释：积极情绪和消极情绪

积极情绪和消极情绪的划分，不是直接依据情绪的不同性质，而是根据情绪对人产生的不同作用来区分的。不是说高兴、喜悦、欣喜就一定是积极情绪，而紧张、恐惧、愤怒就一定是消极情绪，这种认识是片面的。《说岳全传》里"笑死牛皋，气死金兀术"的故事很多人都知道，说的是金兀术最后被牛皋打倒在地，牛皋看到往日不可一世的金兀术成了自己的手下败将，一阵大笑突然死去。金兀术回头一看，打倒自己的竟是自己平时瞧不起的牛皋，不由得气上心头也突然死去。这个故事有一定的道理。过度的高兴使人精神不集中，以致心气涣散，突然死亡。《医学入门》中也指出："暴喜动心不能主血"，意思是过喜则使气血涣散，血行不畅，那么，最重的后果就是像牛皋那样因笑而亡。

调节情绪能力

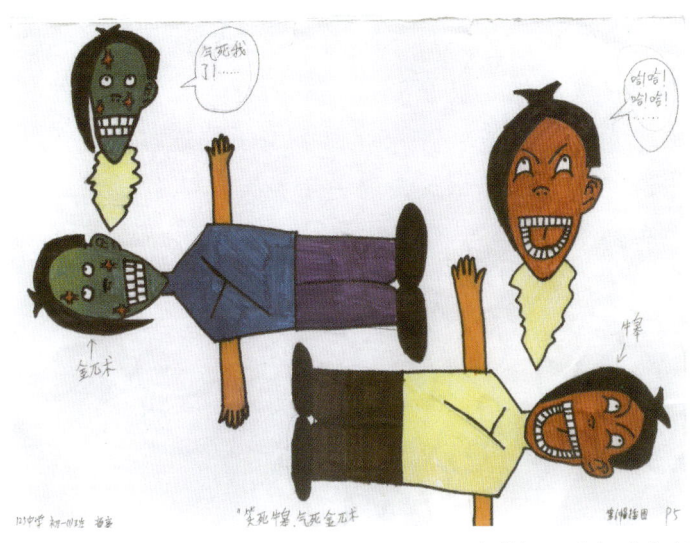

125 中学初一（1）班章豪

我们说凡是对人的行动起促进、增力作用的情绪就叫做积极情绪；凡是对人的行动起削弱、减力作用的情绪，我们就称之为消极情绪。

情绪不仅影响我们的健康，还会影响我们的人际关系

仔细观察一下我们的周围，一定存在这样两种人，前一种人看见鲜花就会赞叹，多么美好的事物！后一种人却在一旁泼冷水，过不了几天就会凋谢的。前一种人走在雨后的郊外，感受的是雨后清新的空气；后一种人却在抱怨道路上的泥泞。前一种人在考试失利后，经过短暂的调整

会继续奋发图强；后一种人即使在考试成功时也会说，真郁闷这次考试又没有考好。前一种人接受别人的帮助时会由衷地感谢；后一种人非但不愿接受帮助还会怀疑别人的用意。那么，你到底是愿意与前一种人打交道，还是与后一种人呢？

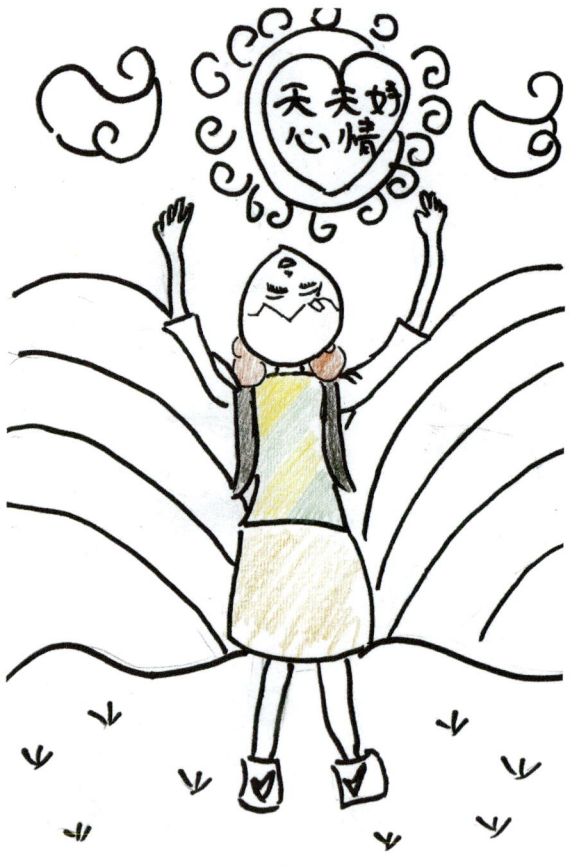

丁香小学 5 年级（4）班 于安琪

我们一定更愿意与有积极情绪的人做朋友吧！美国心理学界经过长达10年时间，对100多个国家和地区的1万多人进行了详细调查，发现快乐是人类特有的一种心理感受，具有浓重的主观色彩，它与种族、年龄、职业、地位和个人占有的财富等等没有多少内在联系。这一研究表明，快乐属于我们自己。每个人都有潜质做一个快乐的人，做一个有积极情绪的人，这种情绪来自内心的力量，不会被外界的事物所左右。

情绪有时还会影响我们的命运

有个地区对当地监狱的成年犯人做过一项调查，发现了一个惊人的事实：这些不幸的男女犯人之所以沦落到监狱中，有90%的人是因为他们缺乏必要的自制能力，太过情绪化。情绪化很容易谋杀掉一个人的幸福。它是带针刺的长矛，锋利无比而又以刁钻的无法抗拒的角度穿过心灵，毫无预兆地吞噬掉美好的事物，并带给人以绵延不绝的心理压力。让我们看看下面这个例子吧！

有一位法官在宣判了一个杀人犯死刑后，走到这个囚犯面前，对他说："请问，你还有什么话对你的家人说吗？""你去死吧，你这个伪君子、混蛋，你对我的裁决不公正！"囚犯狠狠地把法官骂了一通。法官非常生气，对着囚犯非常粗鲁地数落了十多分钟，囚犯等法官一说完，脸上立刻露出了笑容，这一次，他很平静地对法官说："法官先生，您是一个受人尊敬的大法官，受过高等教育，读了很多书，可以说是一个文明人，可是，我只不过是骂了您一句，您就如此失态；而我，一个文盲，小学没毕业，大字不识一个，做着卑微的工作，因为别人调戏我老婆，我一时冲动杀死了对方，而最终成了死刑犯。虽然我们的结果不一样，但有一点却是一样的，那就是我们都是情绪的奴隶！"

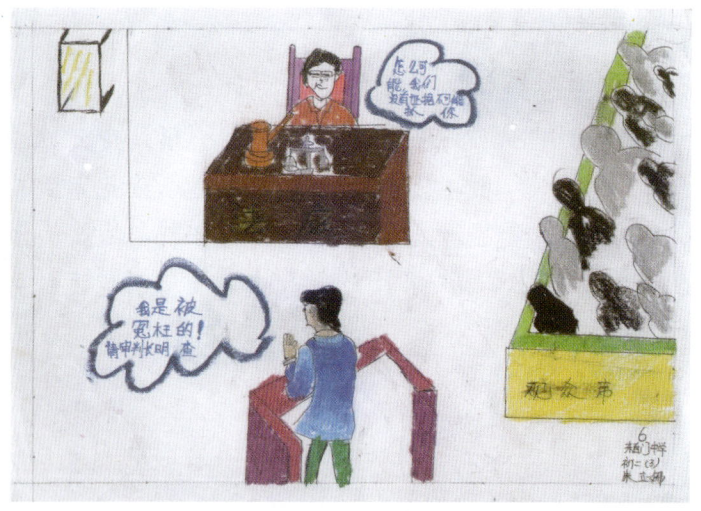

东直门中学初二（3）班朱立娜

因为情绪的原因，囚犯和法官做出了他们的行为，囚犯的行为导致了他死刑的命运，而法官的行为让他无法避免被囚犯嘲笑的结果。我们都曾经有过那么一个时刻，因为这样或那样的原因，被愤怒包围、被痛苦环绕、被忧愁锁住、被苦闷缠身，总之是被不良的情绪所控制，或许现在的你，也正处于这样的情绪之中，那么，你应该马上有所行动了，不能再当情绪的奴隶了。如果你已经摆脱了不良情绪的影响，就更应该好好想一想你是如何走出不快阴影的，这样的反思对于我们控制、主宰情绪非常重要。

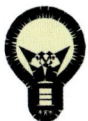 **知识链接：调节情绪能力**

调节情绪能力：人在悲痛、愤怒时表现出的强烈的消极情绪，如果处理不当，就会损害健康。我们应该能够正确认识自己和他人的情绪；运用一些方法把消极情绪逐步转化为积极情绪；使之不对健康造成危害，也不使消极情绪影响到他人。

情绪控制的理性调节法 (Rational-Emotive Theory)

前面我们提到了"控制和主宰情绪",你可能说:情绪怎么能随便控制呢?有高兴事就乐,有伤心事就悲。这是人之常情嘛。但"理性情绪疗法"的创始人阿尔伯特·艾里斯(A·Ellis)认为:情绪并不是由某一诱发事件本身直接引起的,而是由经历这一事件的个体对这一事件的解释和评价所引起。比如,"上学迟到了,你很难过",艾里斯会认为,你难过的这种情绪并不是由于上学迟到这个事件本身直接引起的,而是因为你认为你的"迟到",可能让你的班级被扣分,或者课程受到影响,或者班主任批评你,是你对于"迟到"的这种认识让你"很难过"。理性情绪法有非理性信念系统的特征和 ABC 理论两个内容。

什么是非理性信念系统的特征呢?

非理性信念系统,也可以被认为是对客观事物的不良认知,是一种非理性的对客观事物的看法。我们把它总结为以下几种类型:

1. 绝对化要求

这是一种很极端的认知方式,也是非理性信念中最常见的一种。它是指一个人以自己的意愿为出发点,对事物怀有认为其必定会发生或不会发生的信念。不管是对自己或是对他人,如果提出的要求带有绝对化性质,往往会让自己陷入不利的境地,也可能做出伤害他人的行为。这种想法最常见的表现是与"必须"、"应该"、"一定"这类词相联系,这样的人不仅对自己要求绝对化,如"我应该得到所有人的喜爱和赞许"、"我一定要得第一名";也对别人要求绝对化,如"他应该尊重我"、"她们都应该听我的";甚至对客观事物也要求绝对化,如"事情必须是这样的"等。但是,事实上,一切事物的发生和发展都有其规律,不可能完全按某个人的意志运转。

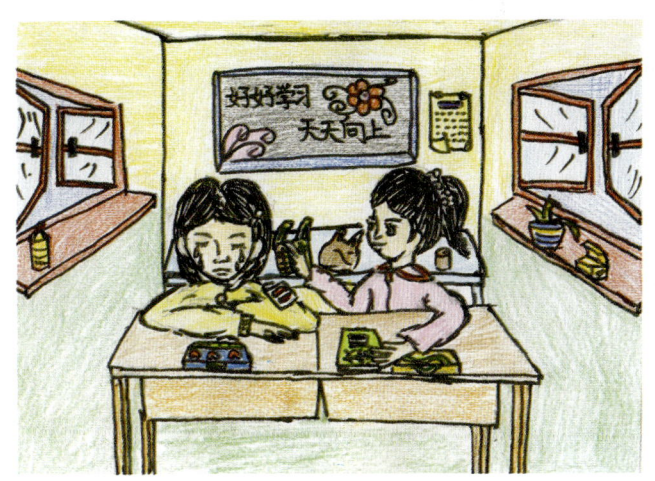

丁香小学五年级(4)班于墨涵

2. 过分概括化

这是一种以偏概全、以一概十的片面思维方式,由一个人对自己的不合理评价所致。比如,偶尔遇到失败便认为自己"很没用,什么也干不成,是个废物,太窝囊了";或是稍微取得一点成绩,就认为自己"很了不起,最聪明、最能干，别人都不如我"。当个体以这种思维方式去评价别人时，也会对他人持不合理评价，从而导致一味责备他人以及产生敌意、轻蔑和愤怒等情绪。如别人稍有过失，就认为"这人很坏"；别人有一点与他意见不一就认为"他跟我不是一类人，不能做朋友"等等。

对过分概括化信念，著名心理学家韦斯勒（Wessler）的忠告是：我们最好评价一个人的行为而不是去评价一个人，只评价某件事、某种具体行为而不对整个人作概括化的评价。一个人即使是伟人，也会有犯错误的时候。

3．糟糕至极

这种不合理信念认为一件自己不愿其发生的事情发生后，必定会非常可怕，非常糟糕，非常不幸，甚至是灾难性的，致使自己陷入极端不良的情绪体验而难以自拔。例如考试前，有的同学往往会恐惧地想到"我复习得很不好，到时候会很紧张的"，"我会失败的"等等。这种糟糕至极或灾难化的想法是对自己的消极暗示，更会加重自己的紧张和焦虑情绪，并且也常常会使个体由于对失败和挫折的过度恐惧、焦虑而产生自暴自弃、悲观消沉乃至轻生等行为。

据人民网报道，2005年，河南省某小学六年级学生小华（化名），因不满老师的批评，爬上楼顶欲轻生，经其家人、老师、同学和民警3个小时的苦苦劝说，小华放弃了轻生念头。在同一年，黑龙江两名小学生，因为迟到受到老师批评之后，喝下农药自杀身亡。在哈尔滨，某中学学生被家长数落了几句，就赌气服药自杀。这样的事例并不罕见。

其实，在同一件事情上，幸与不幸是彼此相随的，没有任何一件事情可以定义为百分之百的糟糕透了。若我们只看到暂时的结果、突发的因素部分，而忽视事件的全部，就会得出极其片面的认识。有这样几句话说得好："塞翁失马，焉知非福"，"绝望往往是希望的开始，危机的尽头往往是转机"，"山重水复疑无路，柳暗花明又一村"。在遭受挫折时，只要敢于面对而不是逃避，勇于坚持而不是放弃，我们就会取得成功。

4. 两极性思维

这种认知方式往往把事情看成是非黑即白、非此即彼；要么全对、要么全错，常常以全或无的方式思考问题，其间没有任何的过渡和余地，没有弹性和弯曲。例如，有的人认为"班里的同学总是跟我作对"，"只有我是对的，他们都是错的"，"没有人比我考得更糟糕了"等等。这种"都"、"总是"、"没人"或"所有"的两极性思维方式常常会导致个体对自己、他人及周围事物过低或过高的评价，导致过度自负或自卑。事实上，任何事情都有两面：正面和负面。通常问题出现的时候，我们如果只想着事情的负面，自己就会变成不快乐，还会为了小小的事情钻牛角尖。如果我们能够转移角度看事情，看到事物的另一面，说不定会带给你很多启发，我们就会快乐很多。

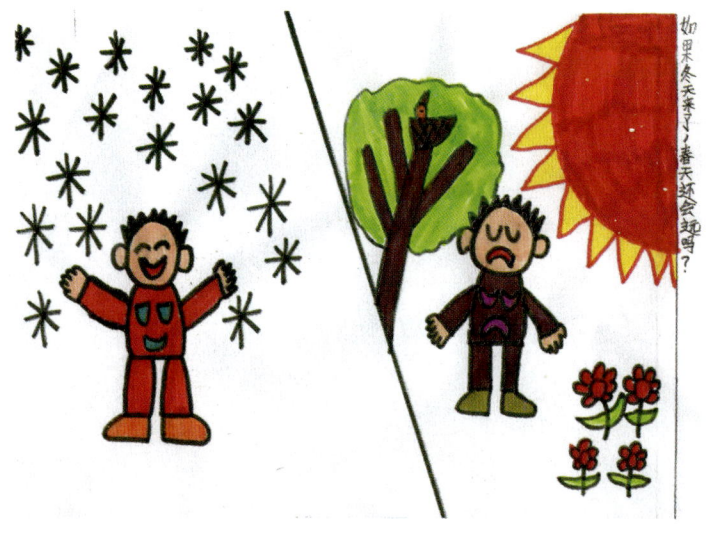

丁香小学 5 年级（2）班张里童

5．人格化或个人化

这类认知歪曲是指个体把那些与自己无关的事件看做是与自己相联系的，是具有人格意义的，并且把所有过错都归因于自己。比如，几个朋友聚会，其中一个人说他太忙了没有到场，有人格化判断的某个人就会觉得，他不来的真正意思是不想见到我，还有个学生这样认为："我一在家，父母就吵架；我每次去外婆家，她总是会生病——我是个灾星，总给家里带来不幸。"其实，父母吵架以及外婆生病并不是由他引起的，也是他所不能控制的，而且也并非都是他在的时候才会出现这些情况。此外，持有这种认知歪曲的人在遇到挫折或失败时不能看到客观因素，而是一味地归咎于自己的能力和责任，最终导致自卑或抑郁。

小测试：你有不合理的信念吗？

现在你肯定想知道，自己平时有没有不合理的信念呢？下面我们为大家列举一部分常见的不合理信念，看看你有没有过这样的想法？

1. 我根本没办法控制自己的情绪；
2. 有价值的人应该在各方面都比别人强；
3. 任何事物都应按我的意愿发展，否则结果会很糟糕；
4. 我担心随时可能发生灾祸；
5. 我这次考试必须考好；
6. 我已经决定的事是不能改变的；
7. 我碰到的问题，应该都有一个正确、完满的答案，如果无法找到它，那就是不能容忍的；
8. 对不好的人应该给予严厉的惩罚和制裁；
9. 能够想办法逃避困难，要比去战胜困难更好；
10. 我必须要有一个比自己强的人做后盾才行。

以上这些信念，你有几条呢？

如果你有3条以上这样的信念，那就要注意了，凡事都要站在多个角度去考虑，你会有不同的发现哦！看看下面艾里斯的ABC理论是怎么说的。

什么是 ABC 理论?

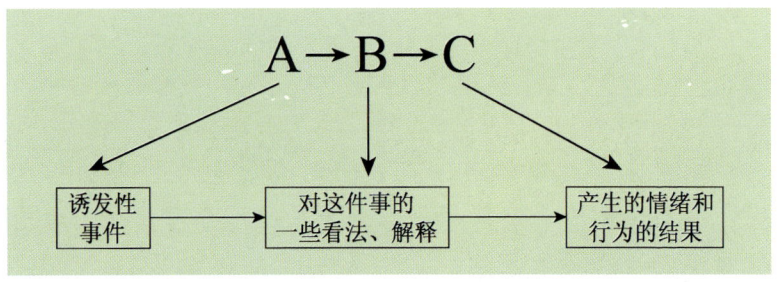

在ABC理论中：A表示诱发性事件（Activating event）；B表示个体针对此诱发性事件产生的一些信念，即对这件事的一些看法、解释（Beliefs）；C表示自己产生的情绪和行为的结果（Consequence）。以上即为 A → B → C。

一般情况下，人们会认为诱发事件A直接导致了人的情绪和行为结果C，发生了什么事就引起了什么情绪体验，就像小孩子得到了糖果就一定会高兴，如果抢走了他/她的糖果就会哭泣那么简单、自然。然而，你有没有发现，同样一件诱发事件A，对不同的人，却会引起不同的情绪体验。比如，同样是英语考试，有两个人都没考好。一个人可能无所谓，而另一个人可能却会伤心欲绝。为什么会这样呢？就是因为诱发事件 A 与情绪、行为结果 C 之间，还有个对诱发事件的看法、解释的B在作怪。前一个人可能认为："这次考试只是期中考试嘛，期末考试考得好一点就行了。"后一个人可能会觉得："我精心准备了那么长时间，竟然没考好，是不是我太笨了，我还有什么用啊，人家会怎么评价我。"于是不同的信念和认为B，导致的结果C大相径庭。

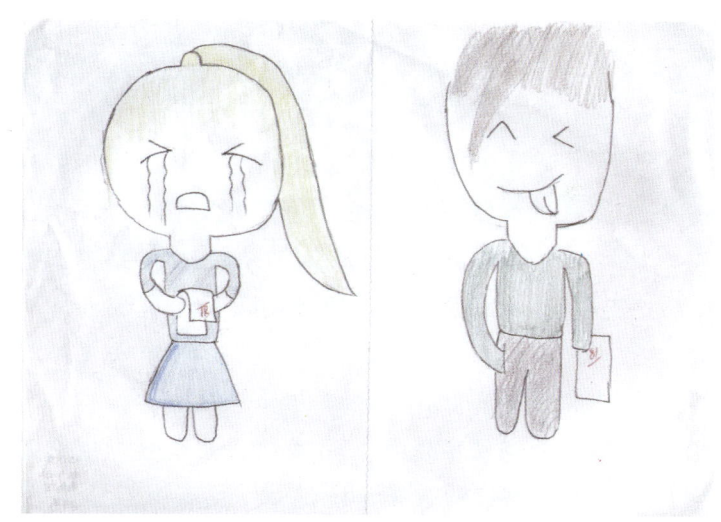

125中学初一（1）班 高佳宁

    ABC理论的核心，就是教导人们如何改变直接导致其困扰情绪结果的非理性信念，这就要教导他们如何主动有力地驳斥（D）自己的非理性信念。D即Disputing，意思是"驳斥"、"对抗"。对抗、驳斥成功后，便能建立合理的新信念，引发适当的情绪，即产生了效果（effect）。理性情绪法就是通过分析情绪背后的想法，消除这些不合理信念，建立合理信念，从而达到消除或调节不良情绪的目的。

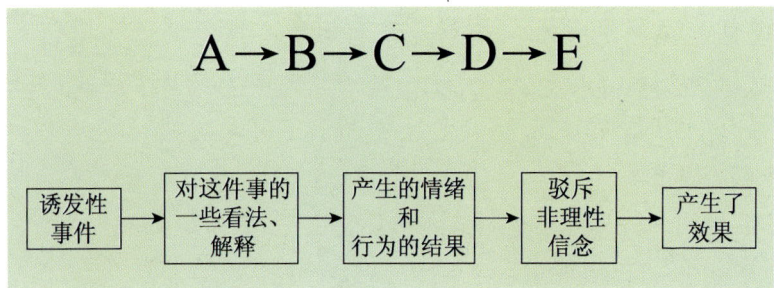

我们来看看美国总统富兰克林·罗斯福是怎样调节他的不良情绪,最终成为一个出色的人的。

8岁时,富兰克林·罗斯福还是一个脆弱而胆小的男孩,脸上总显露着一种惊惧的表情。他呼吸就像喘气一样,如果被喊起来背诵,他立即会双腿发抖、嘴唇颤动不已,回答得含糊且不连贯。而且他还是龅牙,就更不招人喜欢了。有一天他的爸爸和他说:"没有人在意你的外表,如果你的心态和行为像个男子汉一样的话!"听了爸爸的话,富兰克林开始改变自己,他开始不理会别人对他外表的嘲笑,当他们说,"嘿!那个龅牙的男孩"时他不再心烦意乱,当别人嘲笑他说话的样子时,他也不再烦恼焦虑。从此,他始终保持着一种积极、奋发、乐观、进取的情绪和心态。他的缺陷促使他更努力地去奋斗,他并未因为同伴对他的嘲笑便降低了勇气,他喘气的习惯变成一种坚定的嘶声。他用坚强的意志,咬紧自己的牙床使嘴唇不颤动而克服他的惧怕。他不因自己的缺陷而气馁,最终到达了成功的巅峰。在他的晚年,已经很少有人知道他曾有严重的缺陷。美国人民热爱他，他成为美国第一个最得人心的总统，这种情况是以前未曾有过的。

纳粹德国某集中营的一位幸存者维克托·弗兰克尔说过："在任何特定的环境中，人们还有一种最后的自由，就是选择自己的态度。"德国哲学家叔本华也曾说过，事物的本身并不影响人，人们只受对事物看法的影响。我们可能无法左右事情，但我们至少可以调整心情。因为在这个世界上，没有任何人能够改变你，只有你能改变自己，也没有任何人能打败你，也只有你自己。

小活动："想法"决定情绪

两个秀才一起去赶考，路上他们遇到了一支出殡的队伍，都看见了那口黑乎乎的棺材。

一个秀才心里立即"咯噔"一下，凉了半截，心想：完了，活见鬼，赶考的日子居然碰到这个倒霉的棺材。于是，心情一落千丈，走进考场，那个"黑乎乎的棺材"一直在脑海里挥之不去，结果，文思枯竭，果然名落孙山。

另一个秀才一开始心里也"咯噔"了一下，但转念一想：棺材，棺材，那不是有"官"又有"财"吗？好，好兆头，看来我今天要鸿运当头了，一定高中。于是心里十分高兴，情绪高涨，走进考场，文思如泉涌，果然一举高中。

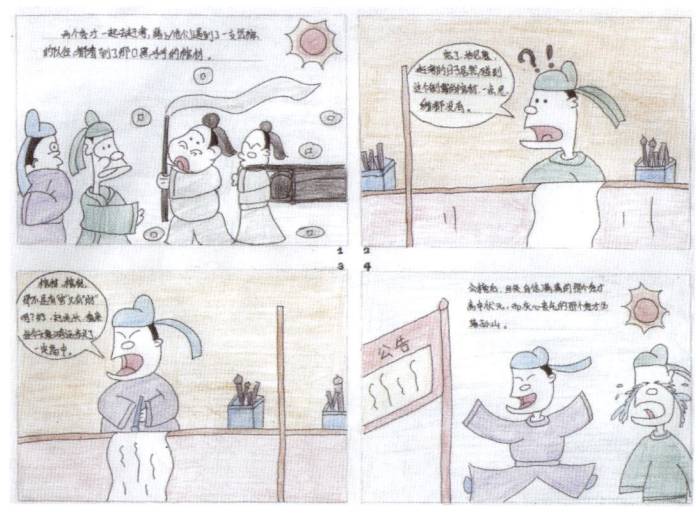

125中学初一（1）班郑萌

上面这个故事告诉我们，即使遇到同样的事情，不同的"想法"会让我们有不同的情绪，从而得到不同的结果。那么我们也来做个小活动，看看"想法"是怎么决定情绪的。在这个活动中，我们设立了一些情境，针对每个情境，我们会给出有两种不同的想法，从而得到"黑牌"和"红牌"两种应对情绪。黑牌代表负向情绪：如伤心、难过、焦虑……；红牌代表正向情绪：如愉快、平和、高兴……。我们一起来试试，怎么在同一个情境里产生不同的应对情绪吧！

情境1. 我的好朋友要转学了。

想法1→黑牌：他/她走了就没人和我玩了，我真伤心。

想法2→红牌：他/她要去一个更适合他/她的学校学习了，我要为他/她感到高兴。

你会怎么想呢？

情境2. 我的奶奶住院了。

想法1→黑牌：奶奶怎么会病了呢？我不要奶奶住院，我要奶奶回家，我难过极了。

想法2→红牌：奶奶年纪大了，身体不好，平时也不注意保养，这次住院是对她健康的一次提醒，应该趁机好好检查检查，我也要多关心她了。

你会怎么想呢？

情境3. 我今天和方方说话，他居然不理我。

想法1→黑牌：他不是好人，我再也不理他了，这真让我生气。

想法2→红牌：他可能是没有听见，或者注意力不集中，这算不了什么，我不会生气的。

你会怎么想呢？

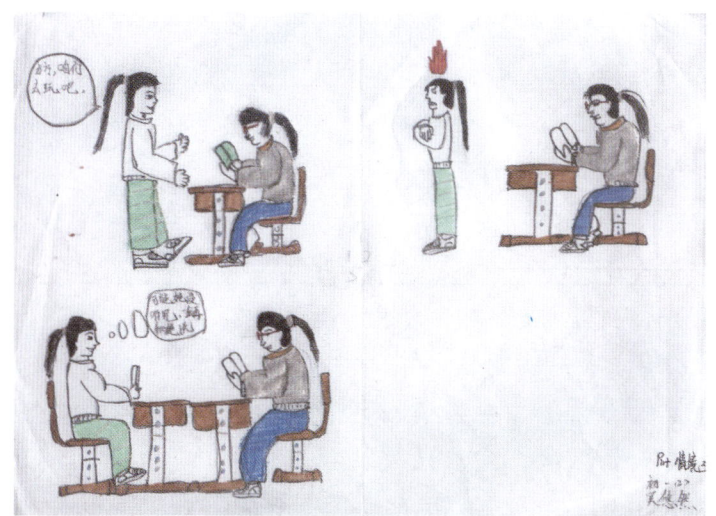

125中学初一（2）班吴悠然

情境4. 我要换一个严厉的班主任了。

想法1→黑牌：以后的日子还怎么过啊，还不得天天挨批评啊！我真郁闷。

想法2→红牌：班里的纪律会更好，学习环境也会更好，我很高兴。

你会怎么想呢？

情境5. 我们学校组织春游了。

想法1→黑牌：好不容易一年就一次春游，我还扭了脚，不能去，真痛苦啊！

想法2→红牌：一年就一次春游，我都等不及了，太高兴了！

你会怎么想呢？

情境6. 城市今天突然停电了。

想法1→黑牌：怎么搞的，黑乎乎的，什么都干不了，烦死人了！

想法2→红牌：啊，这么黑啊，能看见好多星星，真美丽，好开心啊！

你会怎么想呢？

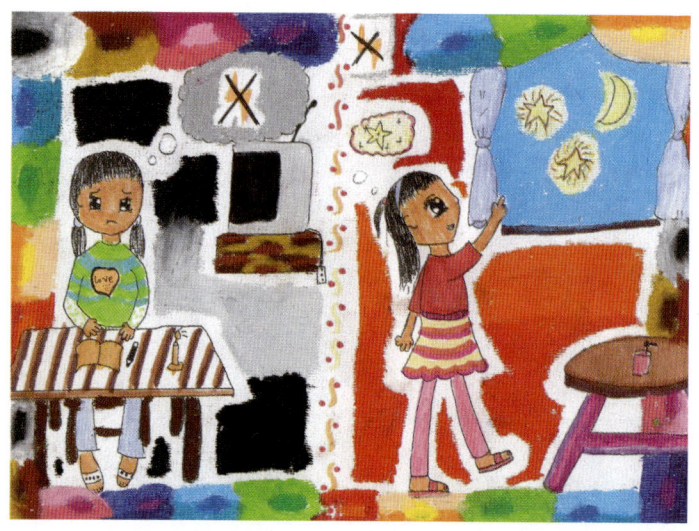

丁香小学5年级（2）班吴可菲

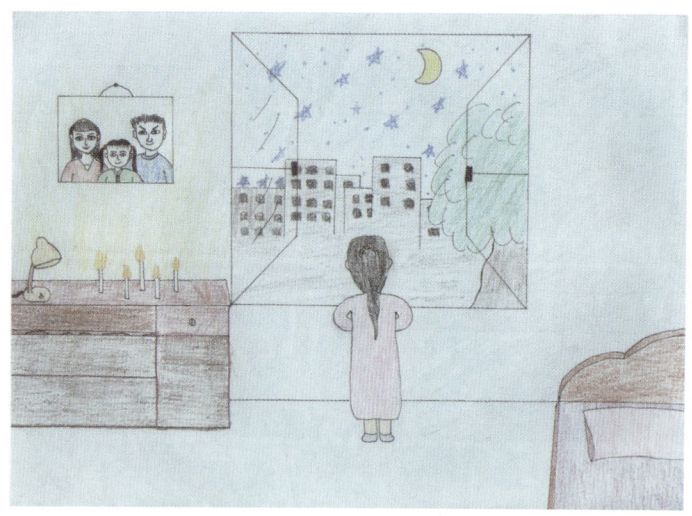

125中学初一（1）班王田田

心理练习：发掘自己的优势

每个人都有自己的优势，我们要做的是珍视你已经具备的条件，你便会发现自己积极向上的一面。这个练习，是为了让我们保持自己的积极情绪。现在，拿出一支笔，把你所有的积极的一面统统记录下来，要扬长避短，这可是成功者的一项诀窍哦！这里列举了一张单子，如果这张单子不完全符合你的情况，你可以把它作为一个起点。在做这个练习的时候，你最好能够用一些同你的实际生活非常贴切的、更有积极意义的内容来代替这里所列举的项目。

现在，请你站在一面镜子面前念出下面列举的内容，脸上要有富于感染力的笑容，要大声朗读给自己听，要诚心诚意地、充满热情地说：

——"我是一个非常善良的人。"
——"我热爱我的家人。"
——"我会画我喜欢的东西。"
——"我能够关心别人。"
——"我喜欢自己。"
——"我有很多朋友。"

儿童生活技能 ABC ——情绪调节

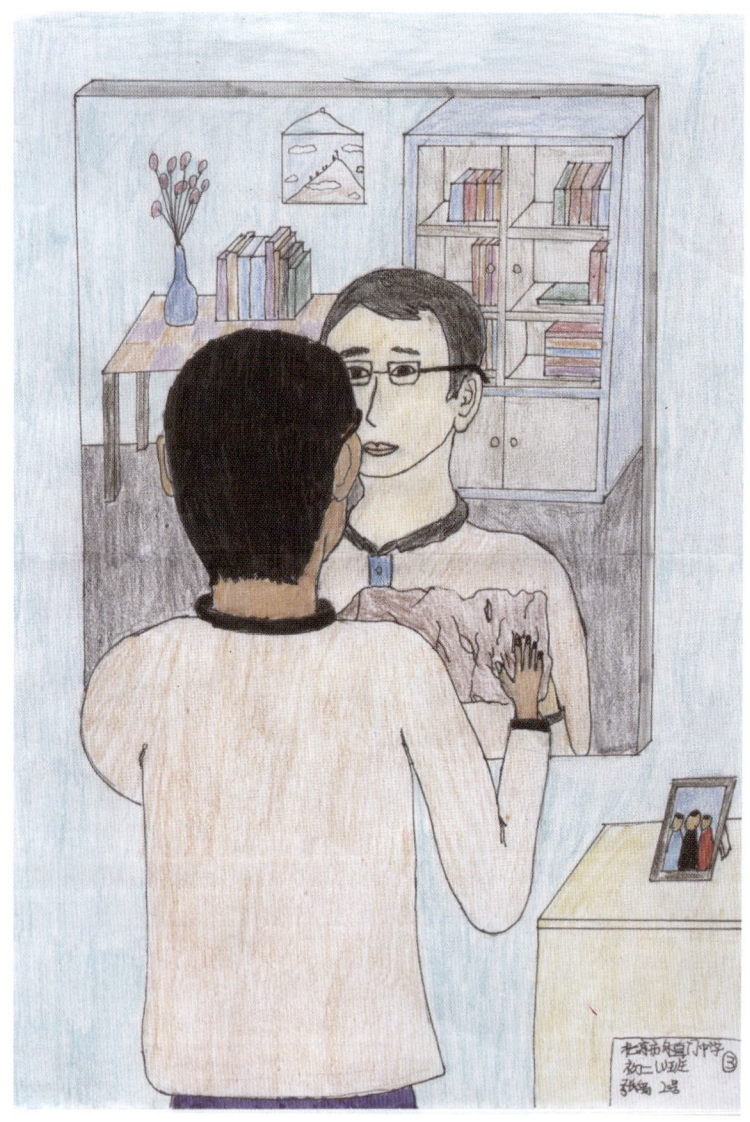

东直门中学初二（1）班 张禹

——"我很关心班级活动。"
——"我有自己喜欢做的事情。"
——"我有自己喜欢上的科目。"
——"如果需要的话，我能帮助别人。"
——"我会唱歌。"

请你再补充一些其他的简单的内容，要对自己产生一种很好的感觉，并不需要有什么重大的发现，只要是你常常做和说的小事情就可以了，要不断发掘自己积极的一面。

——"我会自己整理房间。"
——"我有勇气。"
——"我进步多了。"
——"别人知道我是可以信赖的。"
——"我喜欢帮助别人。"
——"我与同学相处得很好。"
——"我很愿意使别人高兴。"
——"我能帮妈妈拿东西。"
——"我擦地很干净。"
——"我对人很友好。"
……

有些很小很小的事情，也许你觉得没有多大意思，但也要列举出来。美国前总统林肯说过，人下决心想要愉快到什么程度，他大体上也就能愉快到什么程度。你能够决定自己头脑中想些什么，你控制着自己的思想，你决定了你的情绪！

调节情绪小窍门

积极的人,像太阳,照到哪里哪里亮;消极的人,像月亮,初一十五不一样。虽然我们都想成为积极的人,但实际上,将消极情绪去除,甚至把它转变为积极情绪,是需要我们终身学习的一道难题。我们现在,给大家一些调节情绪的小窍门,希望能够对你有所帮助。

1. 了解哪些情况会让你有消极情绪?

了解自己越多的人,越能知道什么事物会让自己情绪不佳。有的人因为天气,有的人因为家庭,有的人因为学业,有的人因为朋友……当我们产生了消极情绪时,最好不要去抑制、否认或掩饰它,更不要责备自己,不要对自己生气。我们要先坦然地承认并且接纳自己的消极情绪,不论它是沮丧、愤怒、焦虑还是敌意。生活中,每个人产生消极情绪是很正常的,它提醒你对现状要有所警觉,是改变现状的先决条件。如果一个人不为自己的成绩差而沮丧,他就不会想到要努力学习;如果一个人不为和别人的矛盾而苦恼,他就不知道自己的人际交往方式需要调节。所以,不要怕产生消极情绪,也不要否认或逃避,要首先接纳它,然后再想办法解决引起消极情绪的问题。我们不妨对自己说:"不论我产生什么样的消极情绪,我选择积极地正视、关注和体验它,我将从中了解自己的思想和问题,并给以建设性的解决。"我们还可以转换考虑问题的角度，你知道的："想法"决定情绪！

2. 你的消极情绪会让你做出什么样的行为？

你不高兴是倒头睡一觉，还是大吵大闹，让每个人都不得安宁？

你烦恼是与人倾诉，还是一个人苦苦闷在心里，表面却不动声色？

你愤怒是去踢场足球来化解，还是非得找人打上一架不可？

你忧愁是写写日记宣泄，还是随便找个地方疯狂一下？

你焦虑是听听音乐放松一下，还是满屋乱转，让焦虑控制无法自拔？

你害怕是告诉爸爸妈妈或者朋友让他们帮你解决，还是自己躲在家里永远不出门？

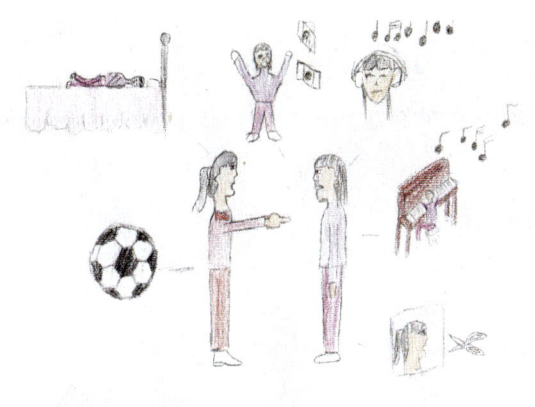

丁香小学5年级（4）班扈梦泽

真的,你的情绪可以有很多出口,有很多行为可以选择,想想你的消极情绪让你做出的行为是什么样的?然后找一个比较好的、对自己和别人都不错的方案来释放你的消极情绪,以后尽量贯彻这个行为就好了。

3. 在不良情绪爆发之前做个深呼吸!

当烦恼、愤怒等负面情绪袭向你的时候,不妨做做以下的小训练,让自己的心情逐渐平静。然后,以理智的心态去面对困难,或许难题也会迎刃而解呢?!

第一步,坐在一张舒适的椅子上,开始深呼吸。然后从脚趾开始放松,直到头顶,感受你身体的每一部分是否都放松了。然后,在心中默念:"我的脚趾放松了……我的手指也放松了……我的脸颊、额头都在放松。"

第二步,把你的心想象成暴风雨中的湖面,波涛汹涌、浪花飞溅……

第三步,暴风雨过去了,波光粼粼的湖面如同一面镜子般宁静。

第四步,想象你曾经看到过的最美丽、最幽静的景色。比如,日落时的树林,清晨寂静的山谷或者是在云朵中穿梭的月亮。让这些景色在自己的记忆中重新复活一次。也可以回忆你曾经闻到过的大海淡淡的咸味,花草阵阵的清香。

第五步,把一系列表达安静、平和的字眼,比如"宁静"、"沉着"、"缓缓"等词轻轻地重复念出,并想象与之相应的音乐节奏。

嗯，现在感觉怎么样？是不是平静多了？

4. 用不冒犯他人的方式表达你的愤怒！

在情绪波动时，适度宣泄可以保持身心健康。只不过，我们最好用不冒犯他人的方式表达你的愤怒。心中有了不平之事，可以告诉老师，向父母或朋友倾诉，并接受他人的批评，通过自己感情的充分表露与从外界得到的反馈，增加自我认识，或许还能改变我们不适当的行为；与人闹了矛盾，应该开诚布公地与对方交换意见，解开疙瘩，消除误会，千万不要让怒气积压在胸中；万不得已，还可以在至亲好友面前大哭一场，诉说心中的委屈痛苦，得到安慰和同情，心里也会好过一些。痛哭本身作为纯真的感情爆发，是人的一种保护性反应，是释放积聚能量用于排出体内毒素、调整机体平衡的一种方式。这好比洪水暴涨，水库即将决堤的时候，打开溢洪道，便可避免一场灭顶之灾。

5. 控制情绪后对自己做个奖励！

如果有一次，我们又遇到了会让我们产生消极情绪的情况，而这一次，我没有像既往那样，让情绪爆发出来，而是放松自己，在情绪爆发之前平静了下来，并且还保持了积极的情绪，那么，一定别忘了给自己一个奖励！一颗巧克力、一句表扬自己的话、一杯奶酪、一个新的乒乓球拍、一篇自我鼓励的日记、一小块蛋糕……都可以，因为

儿童生活技能ABC ——情绪调节

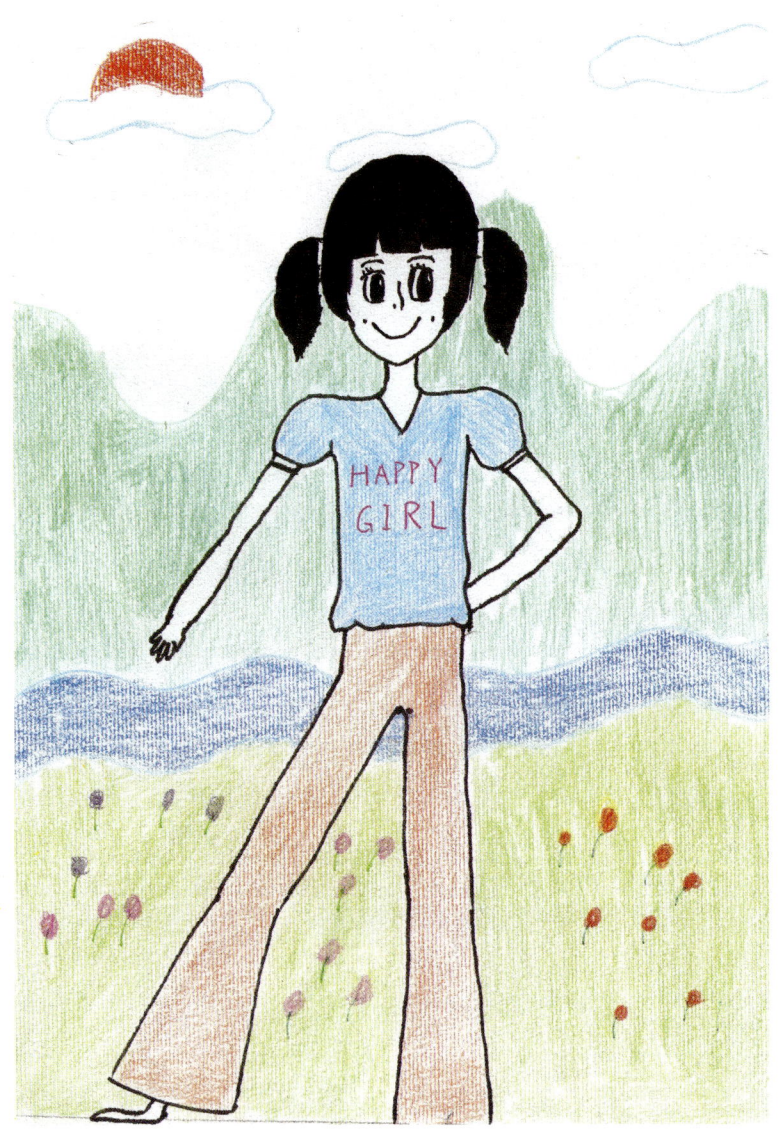

丁香小学5年级（4）班丁紫薇

我没有做情绪的奴隶!

　　人生如花开花落,无论经历多少繁华,终将归于平淡,没有人能永久地停留在美景之中。我们不能改变环境,但我们应该学会改变心境,从而更好地适应环境。不在得意中忘形,也不在失意中落魄。有人说:"随时保持最佳情绪的人,就像一条活鱼,能够自由自在地遨游在社会、家庭、生活的海洋。"做自己情绪的主人,你会发现天空依然蔚蓝,大海依然壮观,太阳依然鲜艳,人生依然圆满。

未来的"我"写给自己的一封信

　　还在为生活中遭遇的小挫折而垂头丧气吗?还在让坏情绪像一个沉重的包袱一样一直压迫着自己吗?快放下吧!让我们把生命之图展开,穿过时间的隧道,站在十年后的今天,回头审视现在的自己,你会对自己说点什么呢?那些烦恼?那些焦虑?噢,不!那真的不是生活的全部。小妍是个小女孩,看看十年后的她对今天的她说了点什么?

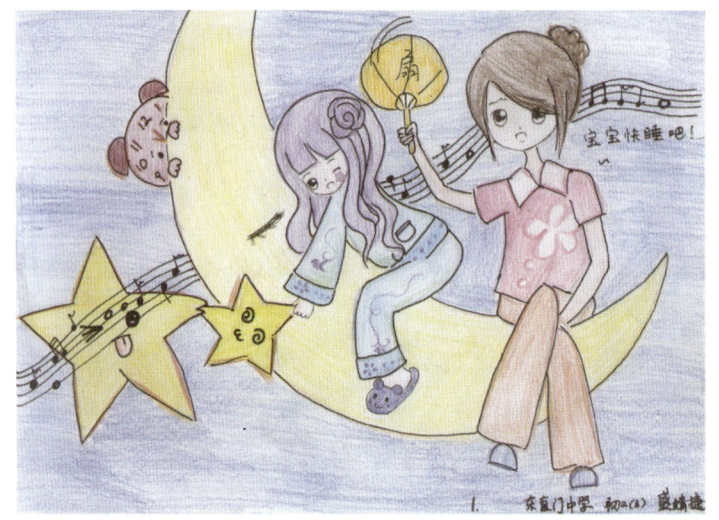

东直门中学初二（3）班盛靖捷

给 13 岁时的自己的一封信

亲爱的 13 岁的小妍：

我知道这样叫起来很奇怪，但你要相信，10年后你变成了我。是的，我在23岁时写这封信给你，你有一些要改正的地方，所以我有一些建议给你。

首先，别总和你的爸爸妈妈吵架。他们工作了一天，已经很辛苦了，不要再惹他们生气。等你长大了，你也许会明白，不管他们是对是错他们总是爱你的、在意你的。这种爱不会因为什么而改变，你会有一天理解他们的，所以要好好听他们的话，谅解他们。

你的生活不会一帆风顺，总会有喜有悲，这也是世界上每个人都会有的经历。你会认识一些好朋友，不管他们对你怎么样，你一定要真诚待人。也许有一些和你亲密的人会逝去，赶快从悲伤中走出来，因为与此同时，也会有一些小生命的诞生给你带来喜悦。你的家庭里又会加些成员，乖巧的妹妹、顽皮的弟弟等。

你也许会遇到一些从未体会过的困难，不要退缩，不要慌张，努力战胜它。到时候，你会为此感到骄傲。

所以，想想快乐的一面吧！有那么多的希望在前方等着你，期待着中学毕业吧！

一直爱你的小妍
2019 年 7 月 7 日
——东直门中学初一（5）班魏婧妍

总结：做快乐的自己

"这个世界就是我们现在生活的地方，是永恒的世界之一，它美好、快乐，我们不仅能够、而且应该尽最大努力，为了与我们同在的和在我们之后仍将生活于其中的人，把它改造得更加美好，更加快乐。"这就是托尔斯泰的人生目标，同样也应该是我们努力追求的目标。任何现实的、短暂的、外在的目标，都不应该压倒和超越这个目标。活着不是为了痛苦。生活给了你 100 个哭的理由，也一定要找出 101 个理由，让自己笑出声来。

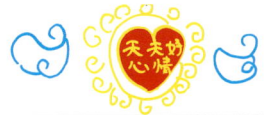

缓解压力能力

有一天，素有森林之王之称的狮子，来到了天神面前："我很感谢你赐给我如此雄壮威武的体格、如此强大无比的力气，让我有足够的能力统治这整片森林。"

天神听了，微笑地问："但是这不是你今天来找我的目的吧！看起来你似乎为了某事而困扰呢！"狮子轻轻吼了一声，说："天神真是了解我啊！我今天来的确是有事相求。因为尽管我的能力再强，但是每天鸡鸣的时候，我总是会被鸡鸣声给吓醒，这让我很有压力。神啊！祈求您，再赐给我一个力量，让我不再被鸡鸣声给吓醒吧！"

天神笑道：

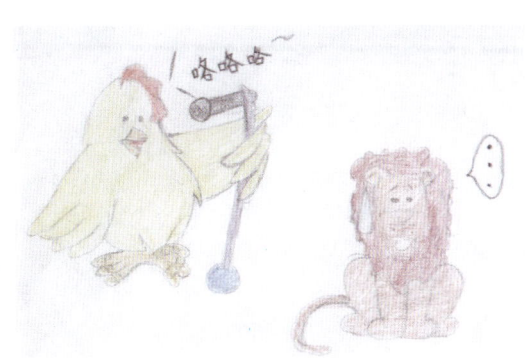

125中学初一（3）班杨婉婷

43

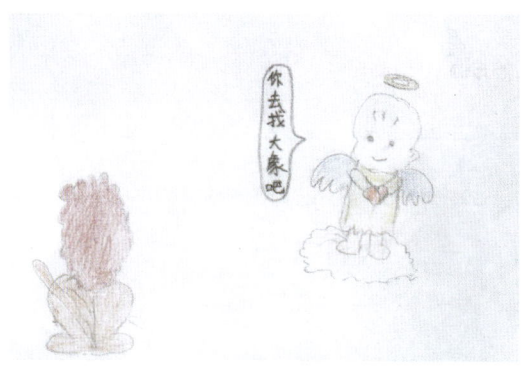

125 中学初一（3）班杨婉婷

"你去找大象吧，他会给你一个满意的答复的。"狮子兴冲冲地跑到湖边找大象，还没见到大象，就听到大象跺脚所发出的"砰砰"响声。狮子加速地跑向大象，却看到大象正气呼呼地直跺脚。

狮子问大象："你干吗发这么大的脾气？"

大象拼命摇晃着大耳朵，吼着："有只讨厌的小蚊子，总想钻进我的耳朵里，害我都快痒死了。"

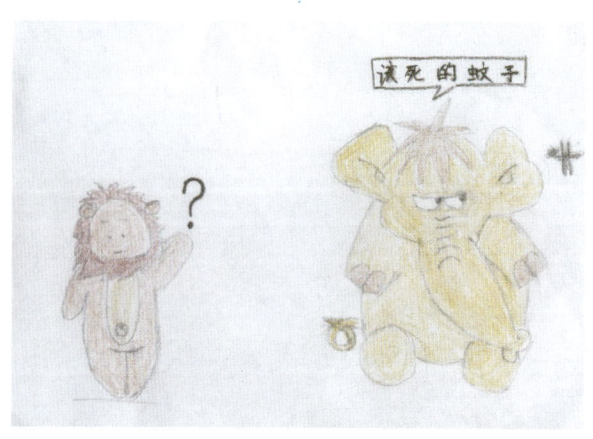

125 中学初一（3）班杨婉婷

缓解压力能力

狮子离开了大象，心里暗自想着："原来体型这么巨大的大象，还会怕那么瘦小的蚊子，那我还有什么好抱怨呢？毕竟鸡鸣也不过一天一次，而蚊子却是无时无刻不去骚扰着大象。这样想来，我可比他幸运多了，不是吗？"

狮子一边走，一边回头看着仍在跺脚的大象，心想："天神要我来看看大象的情况，应该就是想告诉我，谁都会遇上麻烦事，而他无法帮助所有人。既然如此，那我只好靠自己了！反正以后只要鸡鸣时，我就当作鸡是在提醒我该起床了，这么想的话，鸡鸣声对我还算是有益处呢？不是吗？"

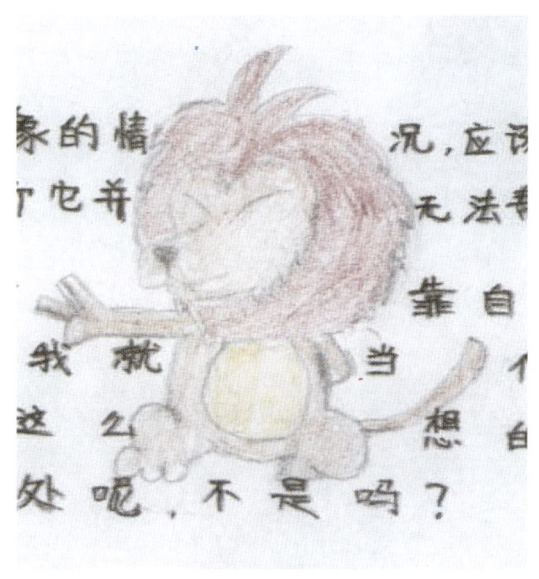

125中学初一（3）班杨婉婷

原来不管是狮子还是大象，都会有各自的烦恼，这种烦恼甚至对它们造成了很大的困扰和压力，那么，你有压力吗？压力到底是什么？它从哪里来的？我们应该怎么对待它呢？

压力是什么?

什么是压力呢?

如果是一个物理学家回答这个问题,他/她会说,"嗯,压力嘛,就是垂直作用在物体表面上的力。简单地说,如果你坐在椅子上,你就会给椅子一个力,这个力就是压力。"

如果是一个心理学家回答这个问题,他/她会说,"嗯,压力呀,按照加拿大生理学家汉斯·塞尔耶(Hans Selye)的说法,压力是人或动物对环境刺激的一种生物学反应现象,是由于人或动物本身不同的需求所引起的,是一种心理反应。"听着有点复杂,是吧?没关系,你只要知道,"压力是一种心理反应"就行了,因为我们这里要说的压力,就是我们的一种心理感受,它有下面三种含义。

1. 压力是那些让人感到紧张的事件或环境刺激

"让人感到紧张的事件"你一定不陌生,比如要考试了,"考试"对很多人来说就是一件"让人感到紧张的事";噪声是一种"环境刺激",比如,建筑工地的噪声,震耳欲聋,而且天天晚上施工,吵得人睡不着觉,也会让人有压力,就像鸡鸣声让狮子觉得有压力一样。"环境刺激"还有很多,比如地震、车祸。你还知道哪些**事件或环境刺激**能让人产生压力吗?写在下面吧。

_____

_____

_____

2. 压力是人体对外部刺激产生的一种生理和心理的反应

前面说了,"压力是一种心理反应",比如有人说"要考试了,我觉得压力好大",这里他就用压力来说明他的紧张状态,压力就是他对考试这一事件的反应。这种反应包括两个方面,一是心理方面:也就是他"觉得紧张";另一个是生理方面,他觉得心脏怦怦怦跳得厉害、口干舌燥,特别想喝水,还总想上厕所,还有身上出好多汗,特别是手掌心,这些都是压力的生理反应。你平时有压力的时候,都有哪些反应呢?也来写写看吧。

_____

_____

_____

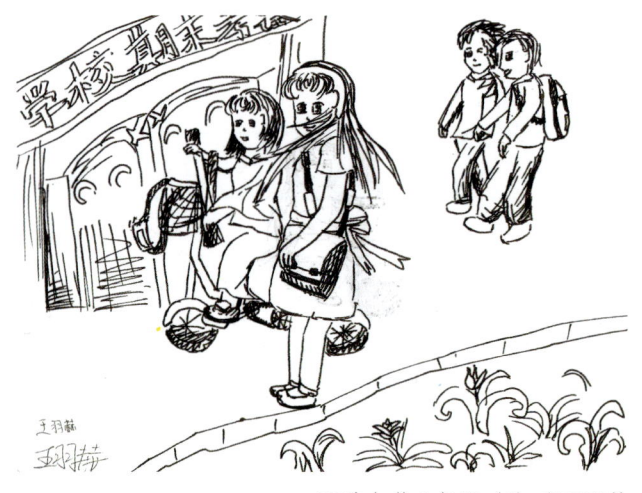

丁香小学 5 年级（4）班王羽赫

3. 压力是个体与环境间不匹配而产生紧张的一个主观能动的过程

根据这种说法，压力不只是刺激或反应，还是一个过程，在这个过程里，我们能通过一定的方法来改变刺激给我们带来的冲击。我们发现，即使面对同样的事件，由于每个人采取的应对方式不同，他/她所感受到的压力程度也有所不同。也就是说，同样的事情，有的人觉得很轻松，有的人却觉得压力沉重。比如，同样是面对第二天的考试，有人紧张得睡不着觉，有人却能睡得很香。说明，压力不是天然就有的，它不是外界刺激本身，而是源于你自己对外界刺激的认识，这些认识让你产生了不同的反应。减压首先要正确意识压力是怎么来的。

压力的来源

一个年轻人觉得生活很沉重，身心疲惫不堪，便去见智者寻求解脱之法，智者给他一个篓子背在肩上，指着一条沙砾路说："你每走一步就捡一块石头放进去，看看有什么感觉。"年轻人按智者说的去做了，智者便到道路的终点等他。

过了一会儿，年轻人走到终点，智者问他有什么感觉，年轻人说："越来越觉得沉重。"

智者说："这也就是你为什么感觉生活越来越沉重的道理。当我们每走一步，都要从这世界上捡一样东西放进我们生活的篓子里，所以才有了越走越累的感觉。"

所以，同一件事情，从前可能觉得并没有什么压力，但是，随着时间的推移，其他事情的加入，开始会有吃力的感觉。

年轻人问："那有什么办法可以减轻这沉重呢？"

智者问他："那么你愿意把工作、爱情、家庭、友谊哪一样拿出来呢？"

年轻人不语。

智者说："我们每个人的篓子里装的不仅仅是精心从这个世界上寻找来的东西，还有责任。当你感到沉重时，也许你应该庆幸自己有了更多的人生经历和获得。"

有人对某些学校学生压力的来源做了一项调查，发现以下6个方面的问题是学生压力的主要来源，尤其是学习这一项，有85%的学生回答"心理压力的主要来源是学习、考试。"

1. 学习，尤其是考试时期；
2. 同学关系；
3. 家庭生活中的事情，比如与父母的关系、父母之间的关系；
4. 要做的事情很多，而时间很少；
5. 担心做不好某件事；
6. 获得他人理解。

怎么样？不要觉得自己有压力就不可救药了，因为每个人都会有这样或者那样的压力！如果一个人想知道如何消除这些压力，就必须明白，自己的压力究竟是怎么来的。究竟是什么原因造成了压力？

小游戏：压力的爆发

爸爸给明明买了一袋气球，五颜六色好看极了。明明说，"爸爸，我们把它们都吹起来吧。"爸爸同意了。爸爸开始吹第一个气球了，吹得像茄子那样大了，明明说这太小了，再大些，再大些。爸爸吹得像南瓜那样大了，明明说这还小，再大些，再大些。爸爸吹得像大西瓜那样大了，明明高兴地说再大些，再大些。爸爸吹啊吹，气球越来越大，最后气球"噗"的一声爆炸了……

气球为什么会爆炸呢？

如果把气球吹得像茄子一样大就停止，气球会爆炸吗？

如果把气球吹得像南瓜一样大就停止，气球会爆炸吗？

如果把气球吹得像大西瓜一样大就停止，气球会爆炸吗？

你的答案都是不会吗？

看，气球本来有很多机会不爆炸的。

如果让你来吹第二个气球，你会吹得多大呢？

儿童生活技能 ABC ——情绪调节

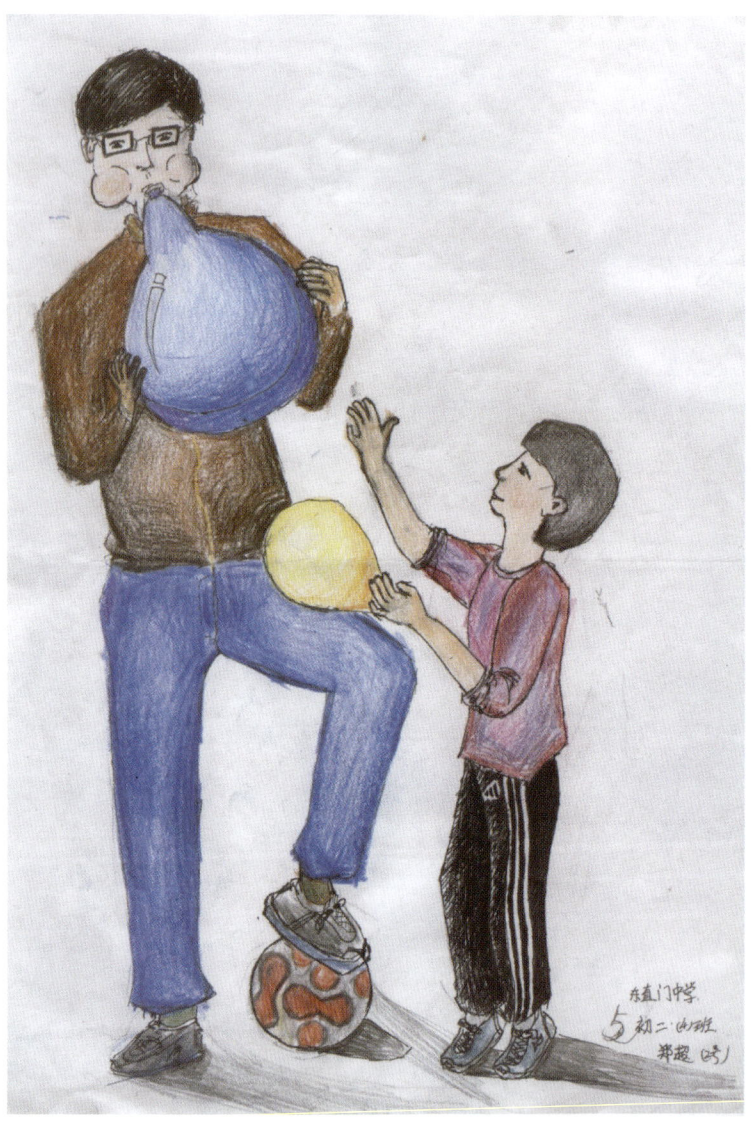

东直门中学初二（4）班郑超

压力都是不好的吗？

前面的例子让我们知道，压力让气球爆炸，压力让人紧张，让人烦恼。你可能会觉得，要是没有压力，我们的生活该多么美好啊，为了验证这一点，一位美国科学家对两只小白鼠进行了一次试验。他是这样做的：两只小白鼠中一只是正常的，另一只被去除了感受压力的基因，成为真正的无压力小白鼠。然后再同时把两只小白鼠放在一个仿真的自然环境中。

过了两天，教授发现，正常小白鼠，无论是走路还是觅食，总是表现得按部就班、小心翼翼。就这样，它在仿真的自然环境里连续生活了十几天，任何意外都没有发生。它渐渐习惯了没有人类恐吓的这种环境，甚至开始为自己积蓄过冬的粮食。再看另一只无压力小白鼠，从开始在仿真自然环境生活的第一天，它就很兴奋。它天不怕地不怕，偶尔会惧怕仿真空间忽然而至的大风，因为这些大风会把空间里的一些东西刮得东倒西摇，它的好奇心远远超过了它的同伴。

这只无压力小白鼠，仅仅用了一天的时间，就把500多平方米的全部空间都仔仔细细地审察了一遍。而另外一只正常小白鼠则用了近四天的时间，才熟悉整个仿真空间。最后，这只无压力小白鼠爬上了一座高12米的假山，而另外一只正常小白鼠仅爬上了2米高的盛有食物的吊篮。无压力小白鼠从高12米的假山上通过一个小石头块时，突然一下子摔了下来，死了。而正常小白鼠则是因为有一定的压力，做事情处处都谨慎小心，十天后，它完好无损地出来了。

人生没有永恒的快乐也没有永恒的痛苦，事实证明，压力也是如此，绝对没有了压力反而会死得更快。

在前面的游戏里，如果明明因为害怕气球爆炸，就再也不敢去吹气球了，会出现什么样的结果呢？那就是所有的气球都静静地躺在口袋里，再也没有气球可以玩了！

 **知识链接：缓解压力能力**

缓解压力能力：适当的压力可以促使人不断进取，但过大的压力却起阻碍作用，甚至影响到自身健康。缓解压力的能力，指能认识到压力的根源及其危害，并有能力采取必要措施，通过改变周围环境或生活方式，来减少这些压力；或学会放松自己，使压力尽量减轻到不对健康造成危害的程度。

缓解压力很重要

在教室里，教授举起一杯水，问道："大家知道这杯水有多重吗？"有的同学说是半斤，有的同学说是一斤。只听教授说道："它有多重不重要，重要的是你能拿多久。一分钟，即使杯子重400克也不是问题，轻而易举。那么，

缓解压力能力

如果举一个小时呢？即使它只有20克，我想你也会手臂酸痛的。那么，如果举一天呢？恐怕就需叫救护车了。同样的一个杯子，举的时间不同，结果也就不同。"我们每个人都会有如同这杯水一样的压力。如果你一直将它扛在肩上，它会变得越来越重，迟早有一天，你会承受不了，不堪重负。你应该做的是：适时地放下，并好好休息一下，然后再重新拿起来，如此才可承担更久。对待压力的最好方法就是：知道它的存在，并时常地放下它，然后再精神抖擞地举起它，给自己一个焕发精力的时间。

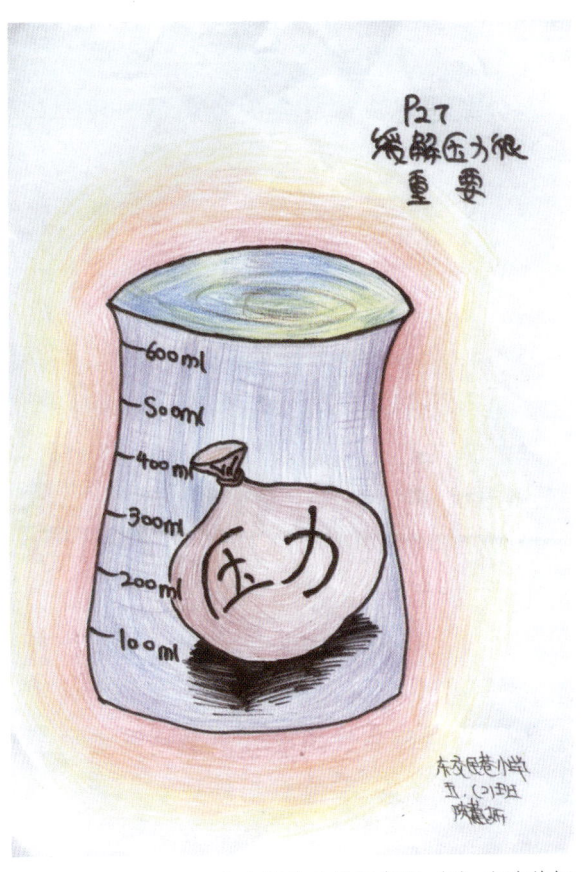

东交民巷小学五年级（2）班陈萧妍

生气不是释放压力的好方式

哲学家康德说过:"生气,是拿别人的错误来惩罚自己。"让怒火肆意地放纵,就等于是燃烧我们自己有限的生命。很多有智慧的人和有成就的人,都曾经反复地告诫人们,千万不要被愤怒左右。因为人一旦处于愤怒的状态,难以保持冷静清醒的头脑,做错事的几率就会大大地增加。毕达哥拉斯说:"愤怒以愚蠢开始,以后悔告终。"是呀!如果不想成为愚蠢的代名词,我们就要控制好自己的情绪,不要轻易愤怒。生命很短暂,我们要去实现与追求的美好事物实在是太多了,你有时间和精力耗费在生气这件事情上吗?

过度压力会让人加速衰老

美国科学家们的一项最新研究指出:心理压力真的会让人加速衰老,而且一老就可能达到十几年。研究人员说:"如果我们感到压力,就应该认真对待,因为它可能会影响到我们体内的细胞。"在研究中,他们还发现,对那些照顾患病儿童时间最长的母亲来说,无论她们自己感觉到的压力是大是小,她们的染色体端粒都会比较短,也就是说她们照顾病人的时间越长,对自身健康的影响也就越大。下回妈妈再因为我们的表现不能达到她的要求而批评我们的时候,让我们温柔地对妈妈说:"请您别生气,我希望有一个漂亮的妈妈,您生气的话会让您衰老的。"

减压的七大法宝

1. 宣泄法

有人说:"一份快乐由两个人分享会变成两份快乐;一份痛苦由两个人分担就只有半份痛苦。"如果把自己的烦恼、痛苦埋藏在心底里,只会加剧自己的苦恼,而如果把心中的忧愁、烦恼、痛苦、悲哀等等,向你的亲朋好友倾诉出来,即使他无法替你解决,但是得到朋友的同情或安慰,你的烦恼或痛苦似乎就只有一半了,这时你的心情就会感到舒畅,该哭的时候就痛痛快快地哭一场,释放积聚的能量,调整机体的平衡,大雨过后有晴空,心中的不良情绪会一扫而光。

2. 放声大笑

感到压力很大的时候可以看看笑话书，开怀大笑一番，也可以回忆看过的喜剧电影，当你发自内心地大笑时，体内引起压力的激素肾上腺皮质激素和肾上腺素开始下降，免疫力增强。这种效果能持续24个小时。有趣的是，当你预感即将大笑时，这种效果就已经开始有了。

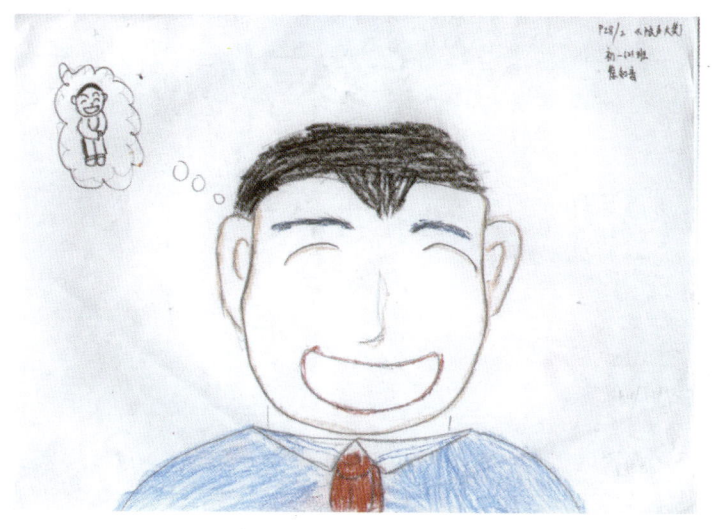

125中学初一（2）班徐知音

3. 倾听音乐

人们在吃饭、休息的同时听听轻松愉快的音乐，可以增加人的愉快情绪，这可能是古代宴乐和今日餐吧、酒吧、咖啡吧盛行音乐的原因之一。澳大利亚进行过一项试验:两组大学生同时被要求准备一份报告,时间很紧,工作量很大。一组大学生在工作时十分安静,另一组则配有音乐,这两组的大学生工作都很紧张,静悄悄准备报告的那组大学生们血压上升、脉搏加快,而边听音乐边工作的大学生血压和脉搏都很稳定。看来,音乐真的能够调节情绪哦。

4. 多想点美好的事情

我们经常感到有精神负担是因为无法摆脱不良情绪:不满、委屈、担心、生气等。如果多想想让你喜欢的人和让你高兴的事,效果就完全不同了。

从前,有个老太太整天愁眉苦脸:天不下雨,她就挂念卖雨伞的大儿子没生意做;天下雨了,她又忧心开染房的二儿子不能晒布。后来,有个邻居对她说:"你怎么就不反过来想想呢?如果下雨了,大儿子的生意一定好;如果不下雨,二儿子就可晒布。"老太太一听恍然大悟,从此不再愁眉不展。这个故事就是反向心理的极好诠释。

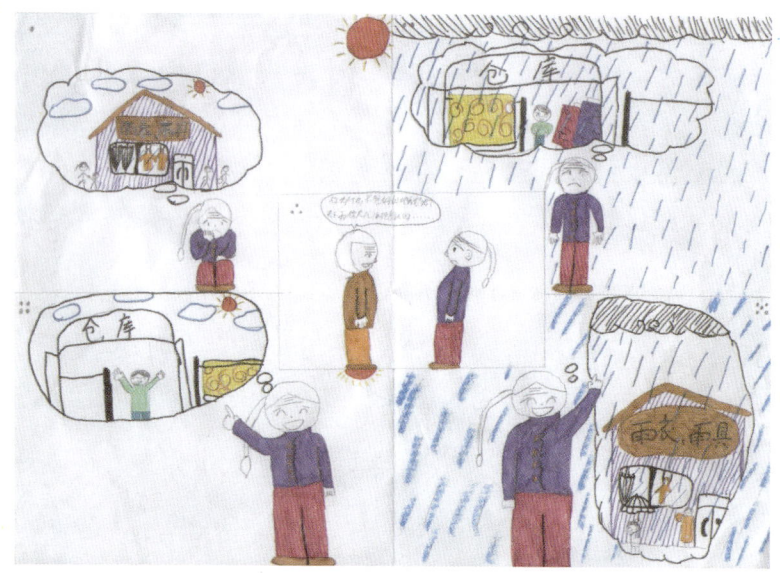

125中学初一（2）班王多瑞

所以，当你在心烦意乱时，不妨让自己安静下来，不去想困住我们的难题，而去想象一下夏日夜晚的星空，多么安详、多么宁静、多么璀璨、多么自由。因此，我们也应该去追寻那种虚怀若谷的胸怀，去追求那份宁静中的自由，当在这份宁静中拥有了一份超然心情后，一切压力就容易释放出来，我们又可以重新找到前进的方向。

5. 走路散步

有研究证实，散步有助于平静内心。这个研究观察到，有一项非常紧张的工作，让一批志愿者负责照顾弱智老人。志愿者中那些每周坚持散步4次的人，很少烦恼不安，睡眠也好得多。

如果每天抽不出半小时散步也没关系，当你感到紧张时，走上5至10分钟，同样会有明显效果。一开始感到紧张就走上几分钟，镇静作用最明显。

6. 放慢呼吸

在压力大的时候试试放慢呼吸5分钟，每分钟用腹部做深呼吸约6次，也就是说，用5秒吸气和用5秒呼气。通常人们在压力很大的时候呼吸既快又浅，而几次深呼吸就能帮助我们挺起肩膀和放松肌肉。"5秒吸—5秒呼"的呼吸节奏跟血压波动的10秒自然循环相一致。这种同步不仅使人迅速平静下来，还有利于心血管系统的健康。

7. 轻松起床

晚上躺下入睡前或早晨醒来起床前，在床上用5分钟放松全身：先绷紧脚趾，后渐渐放松；接下来脚掌、小腿、大腿、臀部，直到上身和脸部肌肉。

早晨起床就紧张，那么接下来的一整天都别想轻松了，你躺下睡觉时总想着问题不放会影响你的睡眠质量，而这一点又会加重你的精神负担。因此，每天的开始和结束时花上5分钟放松全身很有必要。

案例分析：

萍萍是初三的学生，平时作业很多，每天晚上都要写到很晚，好不容易有个周末，妈妈又总是让她上各种辅导班，数学、英语、作文，她觉得好累啊，她在一篇周记里写道"老师，我一点都不觉得青春有多么好，在我们家里，我是最不幸福的。我的爷爷已经退休了，天天提着鸟笼子遛鸟，我奶奶每天都去扭秧歌，我爸爸在公司上班，老能出国溜达，妈妈上班很清闲，看看报纸喝喝茶就行了，只有我，天天都要学习，做作业，好像都没有到头的时候，现在马上就要期末考试了，我的压力大极了，我每天学习这么长时间要是还考不好的话该怎么办啊？我好辛苦啊！"

萍萍为什么觉得压力大呢？你帮她找找原因。

_____

_____

如果萍萍是你的好朋友，你会告诉她怎么做呢？

_____

_____

如果你还在为没有答案而苦恼，那么请认真阅读下面2个小故事，它们很可能让你有点灵感哦！

1. 狮子和羚羊的故事

在非洲大陆上，生活着狮子和羚羊。每天清晨，羚羊睁开眼睛所想到的第一件事情就是：要想活命，我必须比跑得最快的狮子跑得更快，不然，我就会被狮子吃掉。而就在同一时刻，狮子也从梦中醒来，首先闪现它的脑海中的一个念头是：我必须追得上跑得最慢的羚羊，要不然我就会被饿死。

强如狮子之强，弱似羚羊之弱，差别不可谓不大，然而在物竞天择的广阔天地里，两者面临的生存的压力是同等的。细细看来，在动物世界里，羚羊最大的对手不是狮子，而是它自己，它必须超越自己的极限越跑越快，稍不留神，就会成为狮子的口粮；同样狮子最大的对手也不是羚羊，而是它自己，如果它不去奔跑，就不可能获得自己生存的机会。

压力人人都会有，只要超越自己，压力也就没什么可怕的了。

2. 道谦的故事

宋朝著名禅师大慧宗杲门下，有一个弟子叫道谦，他参禅多年，仍无法开悟，于是师父派他出远门办事，他觉得很失望，为时半年的远行，在他看来，对他参禅有害无益。他的师兄宗元十分同情地对他说："我同你一块去好了，我会尽力帮助你，没有任何理由使你不能在路上继续参禅呀。"于是，他俩一起上路了。

一天晚上，道谦诚恳地向师兄诉说自己久参不能悟道的苦恼，并求宗元帮忙。宗元说："我能帮忙的话当然乐意之至，不过有几件事我无能为力，你必须自己去做。"道谦忙问是哪几件事。于是宗元说："当你肚饿口渴时，我的饮食不能填饱你的肚子，你必须自己饮食；当你想大小便时，你必须自己解决，我一点也帮不上；最后，除了你自己之外，谁也不能驮着你的身子在路上走。"这些话立刻打开了道谦的心扉，使得他感到了自我的力量，快乐无比。于是，宗元笑道："我的事已做完，再陪伴你也没有什么意义，你继续前进吧。"半年之后，道谦返回原住的寺里，当大慧在半山亭遇见他时，不由道："这人连骨头都换了。"

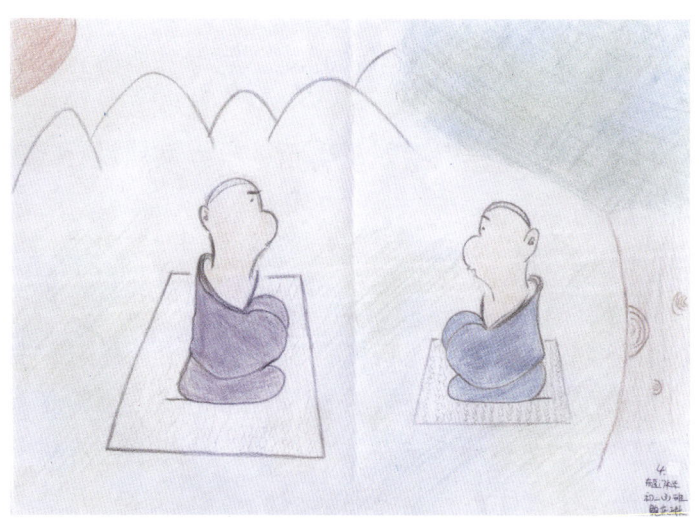

东直门中学初二（3）班鲍庆琳

道谦为什么参悟了呢？因为他了解了任何人都不能替他参悟！别人的帮助只是外来的力量，他并不能代替我们进行我们的人生，所以我们要做的首先就是要找到自己的方向。

要知道，不管我们是愁眉苦脸，还是乐观向上，都要自己去面对生活，那么，干什么还要皱着眉头去面对呢。生命中的每个挫折、每个伤痛、每个打击，都有它的意义，每个困境都有其存在的正面价值，就连考试失败都有它的价值，它让我们看到自己知识点掌握的不足，看到自己复习的漏洞，而且它让我们尝到了生命最初的挫折和苦涩，这样我们才能更好地体会考试之后的轻松，以及考好以后的甜美心情。

总结：十招缓解考试压力

考试时出现紧张情绪和症状是正常的，那个时候千万不要克制紧张，因为紧张情绪是越压制就会越严重，反复克服会反复出现。正确的做法是对自己说：紧张吧，豁出去了！同时拿起笔开始写字，然后会发现紧张情绪在5分钟之内就消失了。你要做的事情是：

1．做好准备，全面复习所有内容；
2．在考试前的那个晚上睡个好觉；
3．考试前要留有充足的时间做需要做的事情，以确保早一点到达考场；

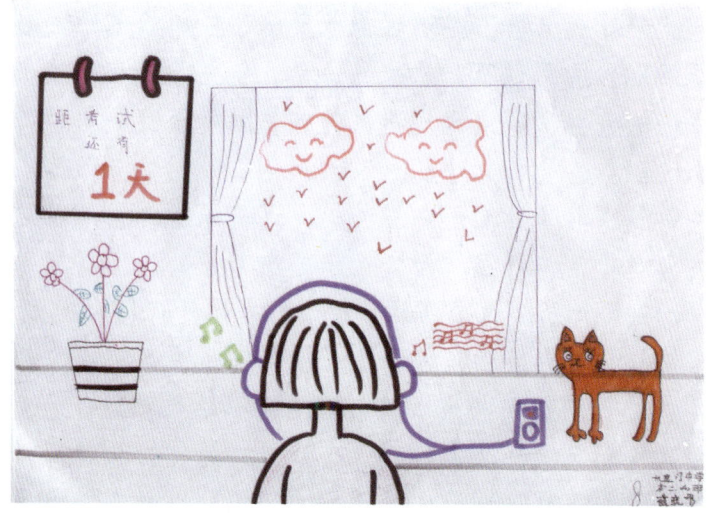

东直门中学初二（4）班薛晓彤

4．临考前要放松；

5．不要指望在考试前一分钟的复习；

6．不要饿着肚子进考场；

7．随身带一块糖果或其他营养品，也许可以帮你解脱些紧张；

8．满怀信心去迎接考试。把考试看做是一个机会，能显示你已经学了多少知识并且能从你已学的知识中获得一种鼓励；

9．计划好在考试中所用的时间；

10. 考试时仔细阅读各项说明，可以这么做：

（1）改变坐的姿势，以使自己放松；

（2）如果你遇到难题，避开它，先做下一题；

（3）如果你对作文的题目感到困惑，不知从何下手，那么你应该选一个熟悉的角度下手，并列出提纲，这样做也许会帮助你茅塞顿开；

（4）当有学生开始交卷时，你不必惊慌，因为教师不会给首先交卷的学生任何奖励。

你还有什么可以缓解考试压力的小窍门，不妨写下来，让自己有更多的参考吧！

_____

_____

结　语

罗曼·罗兰在其名著《约翰·克利斯朵夫》中激情澎湃地写道:"人生是一场无尽无休,而且无情的战斗,凡是要做个能够称得上强者的人,都在时时刻刻向无形的压力作战,那些与生俱来的致命的恶习、欲望、暧昧的念头,使你堕落、使你自行毁灭的念头,都是这一类的顽敌。"

压力在我们出发之前,就已经做好了准备。为此,你要停下享受生活的脚步吗?不管世界变得多么纷繁复杂,都要学会从中挖掘快乐的黄金。对待生活就像照镜子一样,你对它笑,它也会给你一个大大的笑脸。在它眼中,简单即是美好。所以,你不需要忙碌奔波,落入各种陷阱中不能自拔,只要认真对待生活,压力就没有机会乘虚而入,蒙蔽原本感受着美好的眼睛。